これ、食べたらからだにいいの？

食と健康

「安全」と「安心」のギャップをうめる

関澤 純

日本生活協同組合連合会

はじめに

食はだれにとっても欠くことのできない、いのちと健康の基礎です。この身近で大切なものについて思い違いがあって、大切なものを平気で捨てたり、間違った利用方法で健康を害しているとすればどうでしょう？　実際には健康に有害な影響がまったくない表示上のミスなどで、食品が大規模に回収され廃棄されています。

食品の危険性を過度に強調した図書があると同時に、これさえ食べると健康で長生きでき、手軽に美しくやせられる（動物実験では体重減少が見られたら、明らかな有害性の兆候です！）といったおいしい話で、人の気を引く図書もあふれています。他方では、難しく安全性をリスク分析の考え方で解説する図書もあります。

筆者は、二〇〇三年に発足した内閣府食品安全委員会のリスクコミュニケーション専門調査会で、座長を六年間務めました。リスクコミュニケーションとは平たく言えば、いろいろな立場の人が食の安全と安心について話し合い、理解を深め、協力して食品安全を達成していく活動です。

さて、食品安全委員会が自ら公募した食品安全モニターに、発足以来五年間で食品安全の共通理解がどのくらい進んだかを聞いたところ、驚くべき回答が得られました。食品安全委員会が熱心に情報提供をし、ＢＳＥ問題では解説の全国行脚をしてきましたが、一般市民と行政や専門家の間で、食の安全についての認識のギャップを感じるという人が増えたのです。両者間の認識ギャップを指摘した人は、七七パーセント（二〇〇三年）から九二パーセント（二〇〇八年）へと圧倒的な割合になっていました。

食品安全委員会のお手伝いをし、まだ不十分な点があると知りつつも、委員会のこれまでやられなかった新しい取り組みへの努力を評価してきた者として、深く考えさせられました。ほぼ世界最高レベルの食の安全の現状にある日本で、多くの人がそれを実感できていないのはなぜなのか？　このことは日本で、特に最近に特異的なことなのか？　よく考えて、食の安全と安心の間の大きなギャップの問題に、適切な解答を見出したく思いました。

ひとつには学校教育の影響が大きいのではないか？　子どもたちは食品の安全について、五〇年前頃の古い知識を教えられています。すなわち、農薬は危険で無農薬が安全、食品添加物の中には有害なものがあり無添加が良い、などです。教育を担当する役所の頭が古く、今は間違いと言える知識を教えていては、他のことでいかに最新の知識を詰め込んでも、適切な判断をし健康な社会生活を送れません。無駄なことを心配したり、大事なことを軽んじる人になります。しかも、一旦《いったん》刷り込まれた間違いの信念は簡単に変えにくいと言われます。

さらに、いまの日本の経済・社会と食生活の現状が人々の考え方を形作っています。少子高齢社会を迎え、多くの人が子どもを大切にし、健康で長生きしたいと願っています。人類の永い歴史の中でいつまでも健康で美しくという思いは、生きていくことに必死だった時代や、戦後すぐの日本と比べても、より強く追求されるようになっています。筆者が子どもだった戦後すぐと今の食生活は大きく変わり、お金さえだせば、ほとんど通年、世界中から輸入したさまざまの食材を得られます。また、調理済みで温めるだけで食べられる加工食品があふれています。

このことは、便利さやグルメと引き換えに、どこでだれがどのように生産し、加工されて運ばれてきたか、よくわからない食材を利用していると言えます。そのため、表示を頼りに、産地、ブランドをあてにして買い求める人が多いでしょう。しかし、季節や気候により供給が変わる原材料を世界中から買い集め、あわせてひとつの食品として売る側は、個々の原材料の産地変更に表示が対応しきれない場合もあり、また儲《もう》けのために偽りの表示をする者も中には出てきます。海外頼みでグルメを楽しむ食事情を、私たちの国や業界が作りだしてきたのです。このことにうまく対応できない消費者を、知識不足で過剰反応すると批判したり、この状況を利用し宣伝広告を展開する人もいます*。

本書はこうした経験を踏まえ、ふだん皆さんが関心を持つテーマを中心に、事実は今こうなのだということを理解していただこうとわかりやすく紹介したつもりです。本書では、あえて食のリスクについて詳しい説明をせず、魚中のメチル水銀、カフェインやイソフラボンの安全性評価の考え方を解説しました。筆者の専門に近いリスクや情報の関係のより詳しい説明は、現在執筆中の姉妹図書に書く予定です。どこからでも興味あるテーマを読み、意外な事実に気付き、話し合ってもらう。実はそれが最初に書いたリスクコミュニケーションの基礎です。その上にたって健康な生活を楽しく送る基礎知識をつけてもらいたいと願っています。

著者

* 筆者は、国立医薬品食品衛生研究所に在職した時に、国際的な専門家グループと協力し、世界保健機関（ＷＨＯ）が提供する化学物質の安全性評価資料の作成に二十年以上たずさわりました。さらに国内外の大学、東京都や民間会社の研究機関にも勤めた経験から多くのことを学びました。

もくじ

第Ⅱ章 食品の安全って何だろう？ ——— 67

第Ⅲ章　毎日の食卓は安全か――135

カバーデザイン OVERALL
イラスト タナカ ユリ

第I章

飛び交う食と健康の情報

健康で美しく、長生きする秘訣は？

ごまかされやすい情報がいっぱいです！

でも、何が本当に大切かを考えてみませんか？

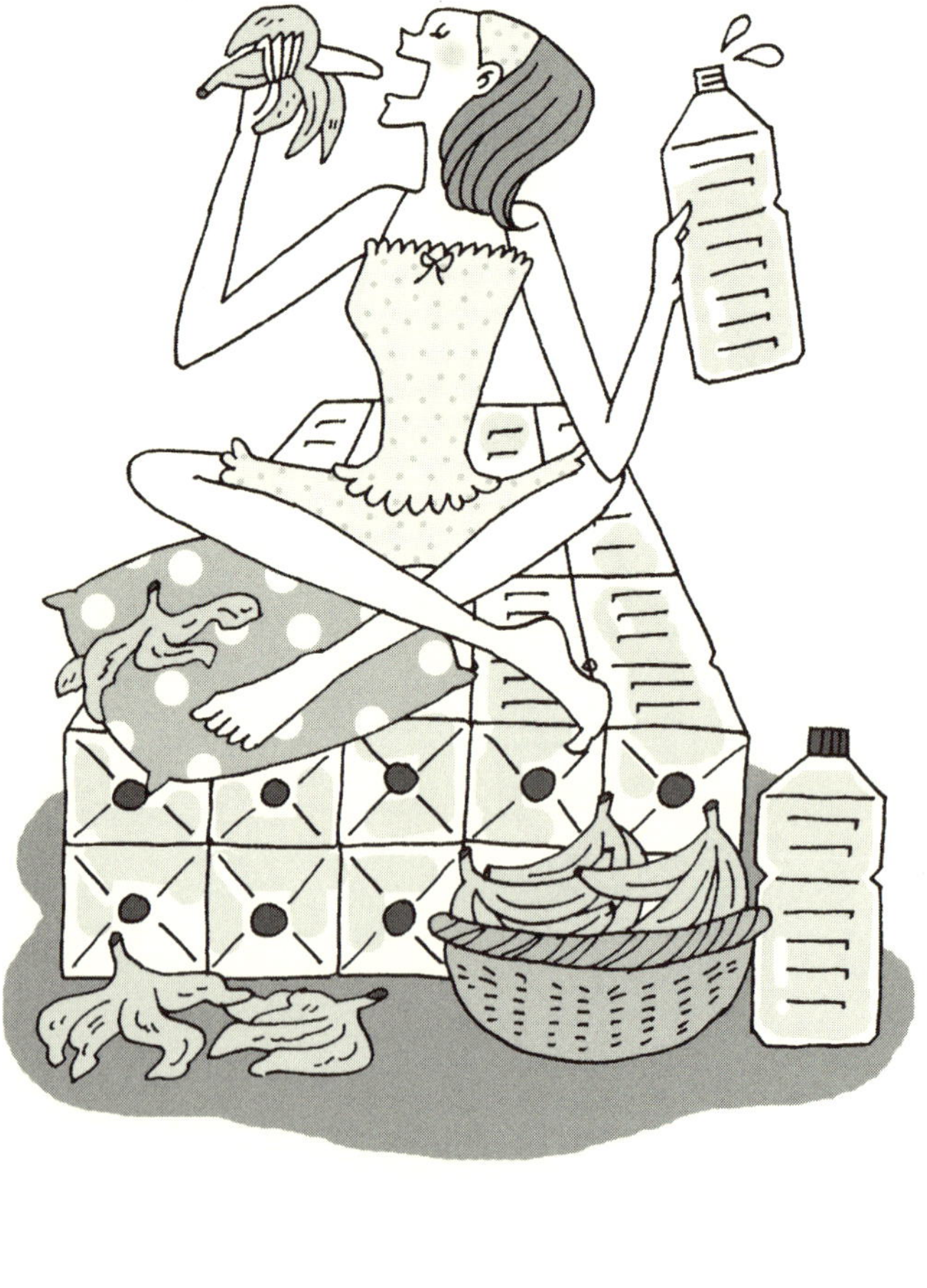

1―安全性評価実験をすれば許可されない食品がある！

フグを平気で食べる日本人は正気？

厚生労働省の食中毒統計を見ると、毎年一人から数人の方がフグやキノコの毒で死んでいます。フグ毒の本体は神経毒性を示すテトロドトキシンですが、人の致死量は約二ミリグラムとされています。体重当たりの毒性の強さで比べると、青酸カリのほぼ一、〇〇〇倍以上の猛毒と言えます。

欧米人から見れば、こんな猛毒物質を含む魚を好んで食べる日本人は正気とは思えないようです。今でこそ欧米でも、生魚を食べる人もいるようですが、少し前までは刺身のような生魚を食べることは非衛生的な行為と見なされていました。このように生活環境や食文化の違いは、人の危険感覚に大きな影響を及ぼすと言えそうです。

さて、フグ毒ほど猛毒でなくてもふだん私たちが食べている食品の中には、常識的な量であれば有用成分ではあっても、摂る量によっては毒ともなりうる物質が多くあります。身近なものの一つに、コーヒーや茶に含まれるカフェインが考えられます。カフェインは

表 カフェインの推奨される摂取上限量(カナダ保健省)

	推奨される上限量(mg／1日)
健康な成人	400
子供(4-6歳)	45
子供(7-9歳)	62.5
子供(10-12歳)	85
妊娠可能な女性	300

Caffeine It's Your Health (Health Canada)
http://www.hc-sc.gc.ca/hl-vs/iyh-vsv/food-aliment/caffeine-eng.php

中枢神経の興奮、利尿、心筋興奮、気管支節や冠状血管の弛緩作用などの自律神経系への薬理作用が知られ、少量摂取する場合はこれらの積極的な効能が認められます。しかし、カナダ保健省は多量に摂取すると、人によっては吐き気、血圧上昇、カルシウムバランスへの影響、不安感を生じたり、さらにはがんや生殖との関係も示唆されるとして、カフェインの一日の摂取上限量を対象者別に上の**表**のように推奨しています。すなわち、子どもの場合には三五五ミリリットル缶のコーラでは一〜二缶まで、妊娠可能な女性ではコーヒーとして二杯より少々多い程度までが摂取上限として奨められるとされます。ただし影響のあり方は人により、かなり幅がありうることも記されています。一方、動物試験結果から、カフェインの経口投与によるマウス（体重二〇グラム）の半数致死量*1は、体重一キログラムあたりで一三〇ミリグラムなので、体重六〇キログラムの成人に換算すると、半数致死量は約八グラムと計算されます。一杯のコーヒーには約八〇ミリグラムのカフェインが含まれるので、もし一〇〇杯を一日に飲めばマウスの半数致死量にあたる八グラムを摂取する計算になります。

もちろん、こんなことは普通では考えられませんが、ごく日常的に摂取する食品にも〝毒性を示す物質〟は含まれている一つの例として紹介しました。

ここでカフェインについての計算では、そもそもマウスの半数が死ぬ量を計算の基礎に使っています。これに対して、食品添加物の安全性評価の計算の基礎には、半数が死ぬどころか、さまざまな試験（一六四ページ・「第Ⅲ章－4　食品添加物を人類は昔から貴重なものとして使用してきました」参照）で動物に何の有害な影響も見られない量を調べてこれを無毒性量（ＮＯＡＥＬ・付録「用語説明と参照資料」ivページ参照）と呼びます。さらに安全性を担保するため、動物で有害な影響が見られない無毒性量を一〇〇という安全係数で割って人の一日許容摂取量（ＡＤＩ・付録「用語説明と参照資料」ivページ参照）を求めるのです。その意味ではコーヒーやコーラに含まれるカフェインの場合よりも、ずっと安全性について十分の考慮がされていることがおわかりだと思います。

もし、カフェインの半数致死量（無毒性量でなく！）の八グラムを、食品添加物や農薬の安全性評価で通常なされているように安全係数一〇〇で割ると、八〇ミリグラムになります。これはコーヒー一杯に含まれるカフェインの量になります。つまり、食品添加物と同じ考え方で安全性の評価をすると、コーヒーの一杯は危険（安全側に見積もるならば、動物で半数が死亡する可能性があるかもしれない！）という恐ろしい評価結果になってしまうのです。

もちろん「コーヒー一杯を飲むと人の半数が死んだりはしない」ということは、皆さんはよくご存じです。筆者がここで言いたいことは、コーヒーが危険ということではなく、食品添加物や農薬の安全性評価がどれだけ厳しく基準を設定しているかを理解していただきたいのです。

塩や醤油や酒の場合で考えてみると…

日本食に欠かすことのできない主要な調味料として醤油《しょうゆ》があります。醤油には約一六〜一八パーセントの塩分（主に食塩）が含まれています。さらに醤油以外でも食塩は味付けに使われており、私たち日本人は一日に平均一二グラムの食塩を摂取しているといわれます。

食塩の最少致死量*2は体重一キログラム当たり〇・五～五グラム（実験値に幅がある）とされているので、体重六〇キログラムの人なら、ほぼ三〇～三〇〇グラムになります。ということは、私たちは毎日この致死量の約三分の一～三〇分の一の量を摂取していることになります。

実際にドイツでは、砂糖と間違えて大匙《さじ》二杯の塩をかけたプディングを食べた女児が死亡した事件があったそうで、うっかり間違えるとんでもないことになります。

なお高塩分の食事は、急性影響による死亡ではなくても、脳・心血管疾患やがんの発症につながることがわかっていますので、厚生労働省は一日の平均摂取量を一〇グラム以下に引き下げるように推奨しています。

一時期、大学のサークルで新人にアルコール類の一気飲みをさせることが流行《はや》り、毎年急性アルコール中毒で学生が死亡する事例が続きました。一般的に、血中のアルコール濃度が〇・四パーセントを超すと死亡する可能性が高くなるといわれています。アルコールの影響で、肺や心臓を動かす機能を持つ脳の延髄が昏睡状態になると、呼吸停止や心臓停止におちいります。死んだ学生の半数がこの例だったそうです。

体重が六〇キログラムの成人の体内の水分量は約四二キログラムで、その〇・四パーセントに当たる一六八グラムのアルコールを短時間のうちに取り入れると、死亡する可能性が高くなることになります。この量は、ビール（アルコール分五パーセント）で三・五リットル（大ジョッキで約五杯）、日本酒（アルコール分一五パーセント）で一・一リットル（約六合分）に相当します。

アルコールについては、比較的分解が早い人とそうでない人の個人差が大きいので、無理強いすることは絶対にしてはいけません。

ジャガイモは悪魔の食べ物と言われた

最近いわゆる食育の一環として、学校で栽培した野菜を調理して味わうことが行われます。その中でジャガイモの皮の直下、芽の近く、また、光があたって緑色になった部分に含まれるグリコアルカロイドのソラニンやチャコニンによる、吐き気や頭痛の中毒が起きているようです。ジャガイモが十六世紀にスペイン人によって南米からヨーロッパにもたらされた時にも食中毒を起こし、また、聖書に記されていない食品なので悪魔の食べ物とまで言われたそうです。中毒量は成人で二〇〇～四〇〇ミリグラムですが、緑色の部分には一〇〇グラム中に一〇〇ミリグラムが含まれていると言われます。

食品は、基本的には古くからの摂取経験が豊富なものですが、このように、摂取する量や食べ方によっては毒にもなりうるケースがあるのだということを知っておかなければなりません。

逆にいうと、比較的新しく使うようになった添加物などでは、従来の食品に比べて非常に厳しい安全性試験が行われています。それに合格したものしか使用が許可されず、使い方や量も厳しく制限されているので、食品添加物の安全性はとても高いのです。

もし、塩や醤油やアルコールが、今まで誰も口にしたことがなく、最近になって食生活に取り入れられるようになった新しい食品だと仮定してみましょう。そして、これらについて改めて安全性評価実験を行ったとしたら、おそらくこの三つは厳しい基準設定をクリアすることができず、使用は許可されない可能性が高いでしょう。

＊1　ある実験棒物にある成分を与えたとき、実験動物の半分が死ぬと推定される「その成分の量」。LD_{50}と書く。

＊2　ある実験動物にある成分を与えたとき、最も少ない量で死亡が見られると推定される量。

2 すべての食品、そして人間の身体も化学物質でできている

“天然だから安全”ということはない

「食品に化学物質が混入する事件が起きた」という報道や話を聞くことがあります。筆者は大学で食品の化学について学んだので、このような言葉を聞くと、たいへん奇妙な気がします。読者の中にはおわかりの方もおられるでしょうが、実は食品はすべて化学物質からできているからです。さらに言えば、そもそも私たちの身体もすべて化学物質でできているのです。

冒頭の報道や発言をされた人たちは、おそらく「いわゆる合成化学物質」のことを指しているのだと思います。テレビなどでも工学系の化学物質の専門家がこのような発言をされることがありますが、実はこのことが、食品の安全性を考える上で大きな誤解を生むもとになっています。

つまり「世の中には合成の化学物質があって、その中には有害なものもあるが、もう一方には合成物質とはっきり区別できる天然の化学物質があり、それらはおおむね安全であ

る」という思い込みです。私には、この考え方は進化論に反対する保守的なアメリカ人の発想とどこか通じて見えます。すなわち「神は人と自然界を創造されたが、その一方で人間は神がお創りになったもの以外に新しく危険な合成物質を作りだした」というものです。例を挙げてみます。

原油は、地球の歴史の中で自然が作り出した天然の化学物質です。太古の海中で光合成をしていたシアノバクテリアの遺体が起源という説と、無機物の反応からできたという説があります。原油から工業的に作られるエチレン（図1）は石油化学の出発原料としてたいへん重要なものですが、自然界では果物の中で植物ホルモンとして果物の熟成に働いています。さらに、代表的な天然物質である遺伝子を構成する化学分子も、現在では合成で作ることは難しくありません。このように天然と合成をはっきり区別することはできず〝天然だから安全。合成は危険〟ということははっきり言えないのです。

天然のアミノ酸の過剰摂取で重大な健康被害

トリプトファン（図2）は天然に存在するアミノ酸で、体のタンパク質を構成する二〇種類のアミノ酸の一つとして必須なものですが、人間の体内では合成する能力が十分ではないので、通常は食品経由で外部から摂取します。

トリプトファンはタンパク質の構成成分というだけでなく、生命にとって大切な働きを担っています。たとえばセロトニン（図2）は、トリプトファンの代謝物として体内で作られ、消化管の運動にかかわり、神経伝達物質としても重要な役割を果たしています。

うつ病や神経症では、「快感物質」と通称されるセロトニン量が神経細胞の間隙《かんげき》で不足するとされ、アメリカではその治療にセロトニンの細胞への再吸収を選択的に阻害する抗うつ薬が広く利用されています。メラトニン（図2）もトリプトファンの代謝物として体内で作られる物質ですが、脳の松果体という場所で人の目覚めと睡眠のサイクルの体内時計を制御しています。このほか糞の臭気成分でありながら、香料に使われるインドールも

図1

$CH_2{=}CH_2$

エチレン

図2

トリプトファン

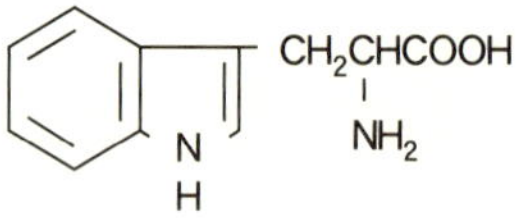

メラトニン

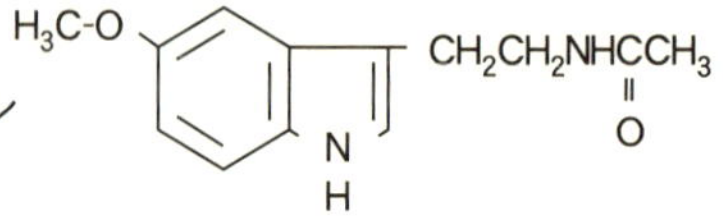

セロトニン

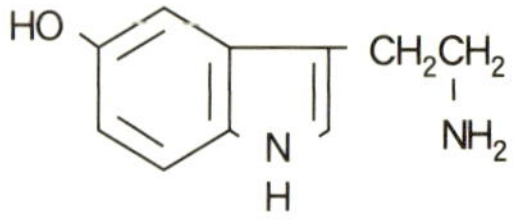

トリプトファンの代謝分解生成物のひとつです。

そのためトリプトファンは、不眠、うつ病、月経前症候群に効果のある「健康食品」として、一時期、アメリカで二〇〇万人もの人により服用されましたが、激しい筋肉痛や好酸球増加を発生させ、はては死亡例まで報告されました。

いくつかの研究では、微量に含まれていた不純物が原因物質と推定されたのですが、さらに詳しく見ていくと以前の研究結果に不備があることが判明しました。不純物の混入というよりも、むしろ複数の抗うつ薬を併用したり、または天然のアミノ酸なので安全と考えて大量に摂取（患者の一日摂取量は〇・五〜六グラムでしたが四グラムを超すと五〇パーセントの人に発症）し過ぎた結果、発症したと見られる例があることがわかりました*。

このことは、天然の物質ならいくら摂取しても安全というのでなく、むしろさまざまに代謝され生理活性を示し重要な働きを示す物質であればあるほど、体内で過剰に代謝物が生成したり、またそれを抑える反応が起きたり、併用する他の薬との相互作用を起こす可能性もあることを示しています。こういうことに注意しないと、天然の化学物質であっても、思わぬ副作用がありうることを示唆しています。

このことから知られるのは国の認証を受けず、天然で安全をうたっているいわゆる〝健康食品〟については、摂り過ぎや誤用に注意が必要ということです。ここで挙げたトリプトファンだけではなく、体に必須な食塩やビタミンのような化学物質であっても、摂り過ぎるとさまざまな健康障害に結びつく可能性があることは十分に知っておくべきでしょう。

＊　内藤裕史『健康食品・中毒百科』（丸善、2007）

3　お茶とコーヒーを上手に飲んで健康管理

私たちの身近な飲み物に共通する活性成分――カフェイン

私たちの食品摂取パターンの変化を国民健康・栄養調査を基に調べたところ、食品群別では調味嗜好《しこう》飲料の摂取量がもっとも多くなっています。とりわけアルコール類を除く嗜好飲料の摂取量は一九八〇年～一九九八年までの二〇年足らずの間に約二倍に増えています（四六ページ参照）。

これは缶やペットボトル入り飲料が急速に伸びたからでしょう。自動販売機での購入の容易さ、持ち運びの便利さに加えて、水道水があまりおいしくないと言われて、ミネラルウォーター指向が強まったなどの要因が重なったものと思われます。

私たちがふだん飲むものは、アルコール類、清涼飲料水を別にすれば、お茶（緑茶、紅茶）とコーヒーが普通かと思います。ご存じのようにお茶もコーヒーも苦味成分のカフェインをたくさん含んでいます。緑茶やコーヒーを夜飲むとカフェインの作用で眠れなくなる人は多いのですが、カフェインはコーヒー豆（一・五パーセント）よりも緑茶葉（二〜五パーセント）に多く入っています。

カフェインはアルカロイドと言われる物質の仲間ですが、中枢神経の興奮作用のほかに、利尿、胃液分泌増進、強心作用、血管拡張などの作用があります。お茶の葉には類似の作用を示すテオフィリンというアルカロイドも含まれています。また、緑茶は特徴ある渋みの成分でポリフェノールの仲間のカテキン類を一〇パーセント以上含んでいます。程度はさまざまですが、カテキン類には、抗酸化作用（がんや老化の予防）や血中コレステロールの低下などの効果が知られています。このほか緑茶にはビタミンCが多く含まれることも知られていますので、食事のときに緑茶を飲めば、健康に良いいくつかの成分をいっしょにあわせて摂取できることになります。

お茶は香りも味もデリケート

緑茶の色はクロロフィル（生葉に〇・五～一パーセント含まれ、特に「玉露」に多く含まれる）の緑色と、フラボノイドの黄色が合わさっています。紅茶の紅色は、茶葉中のカテキン類が発酵過程で、ポリフェノールオキシダーゼやペルオキシダーゼという酵素により、酸化されてできる重合生成物テアフラビン類の色です。

緑茶と紅茶の香りは、精油成分といわれる三〇〇種類以上の物質の組み合わせからなっています。ウーロン茶の特徴ある香気は、ネロリドール、ジャスミンラクトン、インドール、ゲラニオールなどからなり、紅茶の香りでは〝すずらん様〟の香気を持つといわれるリナロールなどが重要とされます。緑茶のすがすがしい甘味を帯びた香気は、おもにテルペン類、シス-3-ヘキセノールのようなアルコール類や、エステル類が混じり合ってかたちづくっています。上等なお茶の旨みや甘味は、おもにアミノ酸によるものと言われ、紅茶と日本茶を淹《い》れるときのお湯の温度が大きく違うのは、含まれる成分の違いが反映しています。紅茶の場合は、生葉をしおらせ、揉んでから発酵させているので日本茶と違い九〇度以上の熱湯を使い、汲《く》みたての水を完全に沸騰させて注ぐとポットの中で紅茶の葉が対流（ジャンピング）を始め、数分蒸らすことでおいしい紅茶を淹れられます。日本茶を淹れる七〇度くらいと、紅茶を淹れる九〇度以上では紅茶から溶け出すタンニンや可溶成分の量は約二倍も違ってきます。

　これに対してコーヒーの香りはなんといっても焙煎（二〇〇度以上）によって生じる複雑な褐変反応の生成物と揮発成分で、豆の種類と焙煎条件によって違いがでます。特有な成分として、フルフリルメルカプタンやピラジン類など五〇〇成分以上が明らかにされ、デリケートな香りを楽しみたいときは浅く炒《い》り、苦味を味わいたいときは焦げ度を深くします。筆者が香料会社に在職した時に同僚は、加熱により新たに生成する香り成分の研究をしていました。

成分の抽出物にはリスクも報告されている

　昔の中国の皇帝はお茶を貴重な薬として珍重しましたが、今では私たちだれでもが手に入れられるもっとも身近な食品になりました。お茶には、人の健康に直接影響を及ぼすと思われる生理活性物質がたくさん含まれています。たとえばカフェインは、一日に一〇〇杯のコーヒーを飲めば危険なレベルに達することについては「1．安全性評価実験をすれば許可されない食品がある！」に書きましたが、人により感受性に大きな違いがあるようなので、一律には当てはまりません。

お茶に多く含まれるポリフェノールの働きについても同じようなことが言えます。国立健康・栄養研究所の安全情報・危害関係情報には、お茶に含まれるポリフェノールの代表的成分として知られるカテキンと関係した情報を掲載しています。これによると、二〇〇七年一月にカナダ保健省は「因果関係は不明」と断っていますが、緑茶抽出物製品の摂取との関連が疑われる、次のような肝毒性の事例を公表しています。

四二歳の女性が体重減少が目的で、カナダでは承認されていない製品（カフェイン以外のカテキン類を一カプセル中一〇〇ミリグラム含有するもの）を一日六カプセル（カテキンとして六〇〇ミリグラム／日）を六カ月間摂取していました。この女性は家庭で成分不明のノミスプレーを使用し、また、避妊用の低用量ピルの注射（三か月に一回）も受けていました。ほかにも、因果関係は明らかにされていませんが、緑茶の水アルコール抽出物（二五パーセントのカテキンと五〜一〇パーセントのカフェインを含む製品）による劇症肝炎の疑いを報告した文献があります。

これらの報告では製品の摂取と健康被害の因果関係は不明ですが、健康のために特定成分の濃縮物の利用を考えるときは、その必要性や安全性の情報を冷静に判断して対応することが肝要だということを示唆しています。

国立健康・栄養研究所の安全性情報・危害関係情報では、「過去の健康被害を受けた事

表 緑茶の主な成分

成分(＊1)		含量
カテキン類		8～20%
	エピガロカテキンガレート	5～10%
	エピガロカテキン	1～5%
メチルキサンチン類		
	カフェイン	2～4%
	テオブロミン	＜0.1%
食物繊維	水溶性食物繊維	5～15%
	不溶性食物繊維	20～35%
有機酸		2%
	シュウ酸	0.5～1.5%
糖類		7%
	ショ糖	1～4%
	ブドウ糖	0.1～2%
	果糖	0.1～2%
アミノ酸類		3%
	テアニン	0.5～3%
	アルギニン	0～1%
	グルタミン酸	0.1～0.7%
	アスパラギン酸	0.1～0.7%
ビタミン類		
	アスコルビン酸	100～500(＊2)
	トコフェロール	20～80(＊2)
	カロテン	10～30(＊2)
クロロフィル関連物質		0.5～1%
無機成分		数%
	カリウム	1～2.5%
	カルシウム	0.2～1%

＊1 このほかに香気成分多数あり(本文参照)　＊2 単位は、mg／100g
(堀江、木幡：2002より改編)

例の状況と自分自身の状況（摂取量、摂取期間、病気の治療中など）を照らし合わせて、類似している場合には特に注意してください」と警告しています。特別に「健康食品」を摂るよりも、すでに飲食しているものの役割に、もっと関心や理解をもつことが大切ではないでしょうか？

参考　堀江秀樹、木幡勝則『茶の一般成分：茶の機能』（学会出版センター、２００２）

4―大豆に含まれる女性ホルモン作用物質の力は小さくない

大豆製品が女性ホルモンの働きを助ける

十数年前に、環境中にホルモン作用を持つ物質が流出し、魚や貝類に影響を与えているとして騒がれました。いわゆる〝環境ホルモン〟問題です。一九九八年に環境庁（当時）は、「環境ホルモン戦略計画　ＳＰＥＥＤ'98」で環境ホルモン物質の候補として六七物質の名称を公表しましたが、その多くが野生生物で事故時に見られた影響や実験室の試験管内で観察された影響だったため、化学工業会や専門家の一部からは騒ぎ過ぎとの批判を浴びました。確かに行政の対応のあり方としては、社会的な影響の大きさを考慮して証拠の確からしさを明確にしないと、実際的にはほとんど問題ないものに疑惑の目が向けられ、名指しされた側では〝濡《ぬ》れ衣《ぎぬ》〟を着せられて対策に翻弄《ほんろう》される面がありました。

しかし筆者は、別の角度からこの問題をとらえました。すなわち、胎児期など発達途上の生命や、性成熟の過程において人の体は、微妙な調節と制御のもとにおかれ、ある機能は発現するが他は抑えられるという仕組みがあり、このことについて食品を含む広い意味での環境（外界）の影響がどのようであるかについて、当時は毒性試験法も確立されておらず、必ずしも十分解明されていないのではないかと考えたのです[*1]。同時に、人に対してホルモン様作用を持つことが知られ、外界から摂取している物質が実際にいくつかあり、「環境ホルモン」の危険性のみに多くの研究者が目を奪われている中で、人の体にプラス面の影響を及ぼす可能性をも客観的に評価すべきであることを指摘しました[*2]。

その代表は、日本人がたくさん食べている大豆製品に含まれるイソフラボンという物質群のゲニステインとダイゼインです（**表**）。ゲニステインとダイゼインは、代表的な女性ホルモンのエストロゲンと類似の生理作用を持つと考えられています。これらの物質は、植物中では通常、配糖体《はいとうたい》と呼ばれる糖と結合したかたちで安定化しています。

表 大豆製品からの日本人のイソフラボノイド摂取量

大豆と大豆製品	摂取量（g）	ダイゼイン		ゲニステイン	
		含量（μg／g）	摂取量（mg）	含量（μg／g）	摂取量（mg）
豆腐	38.2	101	3.9	146	5.6
味噌	2.3	114	0.3	172	0.4
大豆	2	674	1.3	913	1.8
納豆	6.9	267	1.8	403	2.8
油揚げなど	7.9	148	1.2	215	1.7
合計	57.3	−	8.5	−	12.3

ダイゼイン

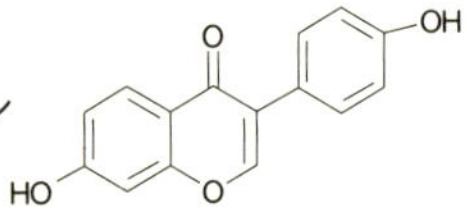

ゲニステイン

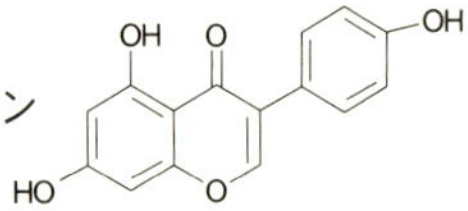

（2002年国民健康・栄養調査の食品群別摂取量より推計）

国民健康・栄養調査では国民の平均的な食品摂取量を毎年調べていますが、二〇〇二年の調査では、私たちは豆腐や味噌《みそ》や納豆や油揚げなどの大豆製品を、一日平均一人五七グラム食べていることになっています。この大豆中のダイゼインとゲニステインの含量は、それぞれ約八・五〜一二・三ミリグラムずつであり、合計約二〇ミリグラムを毎日平均して食べていることになります（**表**）。

このダイゼインとゲニステインの血中濃度を調べると、日本人はフィンランド人の二〇〜五〇倍もの濃度があるということで、これは日本人が大豆製品をたくさん食べているからだと推測できます。

また、オーストラリアの研究によると、乳がん患者とそうでない女性とで、尿中のダイゼインとイクオール[*3]の排泄量を比べてみますと、これらの物質の排泄量が多い人ほど乳がんになりにくい傾向が見出されました。日本人女性は平均的に大豆製品を多く食べており、尿中のダイゼインとイクオール濃度は、オーストラリア女性で尿中濃度が高いグループよりもさらに高濃度なことから、日本人女性に乳がんが少ない理由の一つとして、大豆製品からのイソフラボン摂取との関係が注目されています。

また男性では、大豆を摂取すると血清脂質が下がるという疫学研究のメタ分析[*4]があります。低比重リポタンパクコレステロール（いわゆる悪玉と称されているLDL）が高い人ほど心疾患や脳疾患に陥りやすいことがわかっています。低比重リポタンパクコレステロールがもともと高い人ほど、一日に四七グラムの大豆タンパク製品（イソフラボンを含む）を摂取したときの血清脂質の減少率が顕著で、二四パーセント減少するというデータもあります。ダイゼインやゲニステインは、試験管内の実験で抗酸化力が示されているポリフェノールといわれる物質の仲間で、しかも摂取量が比較的多いことから、がんや老化を防ぐような働きも期待できるかもしれません。

フランス人は動物性脂肪をたくさん摂っているにもかかわらず、虚血性心疾患はイギリス人の三分の一程度で、ヨーロッパでは最低クラスにあることがわかり、ＷＨＯにより〝フレンチパラドックス（フランスの逆説）〟と言われました。その理由として、フランス人

の大好きな赤ワインにポリフェノールが多く含まれるからではないかと考えられているこ
とをご存じの人は多いでしょう。日本人は緑茶などを通してすでに多くのポリフェノール
を摂取していますが、別の意見としては、フランス人が昼食を楽しみながらゆっくり食べ
ることがよいのではないかという説もあります。

大豆製品が骨粗鬆症を予防するという可能性が示唆されている

骨の密度が低くなってスカスカになる骨粗鬆症《こつそしょう》という病気があります。ちょっと転んだ時についた手首の骨を骨折するとか、段差でつまずいて腿《もも》の付け根の骨を骨折するなど、いわゆる寝たきりになる原因として問題視されています。骨粗鬆症の患者は全国で五〇〇万人くらいいて、大半が女性であろうと推測されています。

骨粗鬆症の原因として、老化のほかに閉経後の女性ホルモンの激減があげられています。男性はもともと女性に比べて骨の量が多いことと、高年齢になっても女性に比べて女性ホルモンの量が減らない（男性であっても女性ホルモンは分泌されているが、もともとその量は少ない）ことが知られ、骨粗鬆症になりにくいといわれています。

女性ホルモンの減少以外では、カルシウムの少ない食品しか食べない、運動量が少ない、太陽の光を浴びない、たばこをたくさん吸う、酒を多く飲む、無謀なダイエットをするこ

となどが、骨粗鬆症の原因となります。

興味深いことに、乳製品などから日本人よりカルシウムを二倍も多く摂取しているアメリカ人の方が、骨粗鬆症で骨折しやすく大腿骨頸部《だいたいこつけいぶ》の骨折率が三倍も高いというデータがあります。日本人の場合は、少ないカルシウム摂取量でも効率良くカルシウムを骨に沈着させるメカニズムが備わっているとも推測されます。

その一つとして、たとえば大豆エストロゲン物質が作用している可能性が示唆されます。たとえば遺伝的には同じ日本人でも、食べものが異なる沖縄の人とハワイに住む日系人の尿中のイソフラボン量と骨密度の関係を調べたところ、いずれの場合も尿中にイソフラボンの多い人たちほど骨密度が高い（骨がスカスカでなく、しっかり詰まっている）という結果がえられました。このことは摂取するカルシウムの量だけではなく、体の中での骨のカルシウムと血中カルシウムのバランスを左右している要因があり、それがふだんの食事と微妙に関係しているということを推測させるデータです。

イソフラボンは多く摂るほどよいというわけではない

骨は歯とは違って、その構成成分（カルシウムやタンパク質など）がつねに入れ替わり、約四か月ですっかり新しい骨に入れ替わると考えられています。血液中のカルシウム量は、心臓の働き、自立神経の調節、細胞分裂やさまざまな機能の調節に重要な働きを持ち、つねに適量に保たれていなければなりません。仮に食事からのカルシウム摂取が少なくても、血液中のカルシウム量を減らすわけにはいきませんので、骨にあるカルシウムを血液中へと補給することになります。

ですから、若い女性が過激なダイエットをして、食事からのカルシウム摂取量が減ると、骨から血液中へと供給されたカルシウム分を補うことができなくなりますので、骨粗鬆症の原因となります。大豆製品を食べることで、多少なりともこの欠陥を補うことができると思われ、同時に大豆製品に含まれているエストロゲン作用を持つ物質は更年期障害をも軽減するようです。

しかし、このことは「大豆製品をたくさん食べていれば過激なダイエットをしても構わない」ということでは、まったくありません。過激なダイエットは、これ以外にも多くの弊害があることが明らかになっています。

また、伝統的な日本食がヘルシーだと考えて、西洋人は豆腐などに注目していますが、この理由を示すいくつかの科学的な証拠が見つかりつつあります。

さて食品安全委員会は、イタリアで閉経後の女性を対象とした「大豆イソフラボン錠剤を五年間、毎日一五〇ミリグラムを摂取する試験の報告で、子宮内膜増殖症の発症が摂取群で有意に高かった」ことから、この量が人で健康被害が疑われる影響量と考えました。試験での摂取対象者が閉経後の女性のみであることや個人差等も考慮して、一五〇ミリグラムの二分の一、一日七〇〜七五ミリグラム（大豆イソフラボン配糖体から糖部分を除いた換算値）を、人の臨床試験に基づく現時点における安全な摂取目安量の上限値としました。

この数字が、現在の平均摂取量（**表**の摂取量の合計は五七・三グラム）からそれほど大きく離れていないことにお気づきでしょうか。食事から摂取する場合には大豆製品ばかり数百グラムも毎日食べることはないでしょうが、錠剤のサプリメントとして摂取する際には、食事では実現不可能な量の摂取ができるので、注意が必要ということになります。

加えて、外界から摂取するイソフラボンの作用についてまだわかっていないこともあり、多く摂れば摂るだけよいというものではなさそうです。

＊1　最近の研究では、胎児の間に母体内で受けた影響により遺伝子の発現制御が変わる可能性が指摘されていて、このことは「第Ⅲ章－7　過激なダイエットはナチス占領下の飢餓状態と同じ？」（111ページ）の中でも触れている。

＊2　関澤・大屋、日本リスク研究学会誌・十一巻一号75-82ページ（1999）

＊3　イクオールはダイゼインから代謝されてできる、より強力なエストロゲン様活性を示す物質。
＊4　ある要因の人の健康への影響について原因と結果の関係を科学的な方法に基づいて推定する研究を疫学というが、ここでは29例の疫学研究データを総合的に検討（メタ分析）した結果を紹介している。

5―飲み物は食べ物同様に私たちの健康に大きな影響を与えている

水は命の支えで地球の財産

生命にとって、いちばん基本になる化学物質は水ではないでしょうか？　宇宙に生物がいるかいないかの話になると、まず水の存在が問題にされます。水の分子はもっとも簡単な原子である水素が二個と、酸素原子が一個が結合したH_2O（エイチ・ツー・オー）として表わされ、人の体の七〇パーセントを構成しています。

水は非常にたくさんの物質を溶かすことができ、溶けたもの同士は容易に反応させることができます。水に溶けた物質は水といっしょに移動し、水の大きな表面張力（分子同士が引っ張り合って表面を小さくする働き）により、植物は土の中から高い樹木の枝まで水に溶けた養分を吸い上げることができます。また、水は気化するときに多量の熱（気化潜熱）を吸収し、凍るときには逆に多量の熱を放出するので、地球環境の温度を〇度と一〇〇度という限られた安定した温度に保つために役立っています。このように水の持つさまざまな性質が、生物の基本となる環境を作り、生体反応を支えています。

　ところがいま、世界では一〇億人以上の人が安全な水を飲めない状況にあり、不衛生な水によって毎年二〇〇万の人（その半数は子ども）が亡くなっています。水は私たちの生活や生命にとり基本的な資源であることは間違いありませんが、農業に使える淡水の量や、飲み水に適する水は非常に限られていることも知っておく必要があります。地球上の水の九六・五パーセントは海水です。残りの三・五パーセントはほとんど氷河と地下水で、湖、河川、人工湖にある水は、それぞれ〇・〇一パーセント、〇・〇〇〇二パーセント、〇・〇〇〇七パーセントです。国連は、二〇二五年には地球上の三人に二人は水不足に直面すると警告しています[*1]。水は植物に蓄えられたり、海面から蒸発するなどして循環していますが、その一部を私たちが使うためには技術が要ります。

　発展途上国では食料生産のために、森の木を切り農地を作って作物栽培に新たな水需要を生みますが、この森林破壊は貯水能力を減衰させています。砂漠や荒れ地を灌漑《かんがい》して農地を増やしたつもりが、毛細管現象による地下水の吸い上げと蒸散をもたらし、水とともに吸い上げられた地中の塩分の表層への濃縮によって土壌の塩類化を招いて、その後に農地として使えなくしています。

日本は資源小国？

私たちは学校で「日本は資源小国」と習いますが、本当にそうでしょうか？　水こそは生きるために必須の、貴重な資源ではないでしょうか？　年間を通して適度な降雨（すべて無料！）があり、そのおかげで水の供給に不便を感じず、多くの動植物が育《はぐく》まれ、多様な野菜や果物が取れ、こんなに自然の恵みを豊かに受けているところはそれほど多くないと言ってよいと思います。いくら石油や天然ガスが豊富でも、中東の砂漠やシベリアのツンドラ地帯で生きてゆくためには、まず水や野菜を確保することに多大な労力とコストが必要です。

しかし、最近の日本の都会では、ほとんどの土地を舗装したため土に水が保持されず、蒸発による気化潜熱の吸収がないため、夏場の極端な猛暑と、一気に流出する局所洪水の被害が頻発しています。熱中症や洪水の被害による人命の喪失や空調に使う莫大《ばくだい》なエネルギーコストも考えれば、自然の恵みである水をもっと大切に扱うべきでしょう。足元を忘れてよその地下資源に目を奪われ、平気で水を無駄にする社会のあり方は見直されなければなりません。

日本では一九七二年に、田中角栄首相が産業界の強い要請と当時の通商産業省の支援で『日本列島改造論』を発表し、産業振興のために日本の工業用水需要を一五年間で三倍に増やすと宣言しました。このため、水の回収利用を図るほかに一五年間に多目的ダムや河口堰《かこうぜき》を五倍に増やすなど、その後の地域社会のあり方と環境に甚大な影響を与え、大量の水消費をベースとする社会を作りあげました。

摂取食品量としてはボトル入り飲料がもっとも多くなってしまった

さて、第二次世界大戦後、日本人の食生活は大きな変貌《へんぼう》をとげました。伝統的な食習慣から洋風化し、毎年新しい食品が、これでもかというほど新たに紹介されています。飲料の分野では、手軽なボトルや缶入りが大もてです。スーパーなどの小売業界や食品関連産業がメディアと一体となり、ときには医療関係者もかりだし大々的な宣伝攻勢を仕掛け、今では多くの日本人が、街角ごとに自動販売機があるのが当然という感覚になっています。

ところが、自動販売機がこれだけ普及している国は他になく、浦野紘平《うらのこうへい》元横浜国立大学大学院教授は、国内の自動販売機の運転だけで原子力発電所一基分の電力を消費していると指摘していたくらいです[*2]。筆者が一九七六年に渡米したとき、初めて自動販売機を見て「何と機械的な販売方法だ」とアメリカらしさを感じたことが、今の日本にあふれています。

　このことは厚生労働省が永年続けている国民健康・栄養調査結果にも現れています。最近、調味嗜好《しこう》飲料に分類される食品摂取量の増加傾向が顕著で、一九九五年には米や野菜類を抜いて、食品群中で摂取量がもっとも多くなっています。二〇〇一年以降に集計方法が変わったため二〇〇〇年までのデータですが、調味嗜好飲料の摂取量が増していることは**図**からもわかります。二〇〇二年の国民栄養調査[*3]では、一日の食品摂取総量二、〇四二グラムのうち、嗜好飲料類が五三二グラム

図　食品群別一日摂取量の年次変化

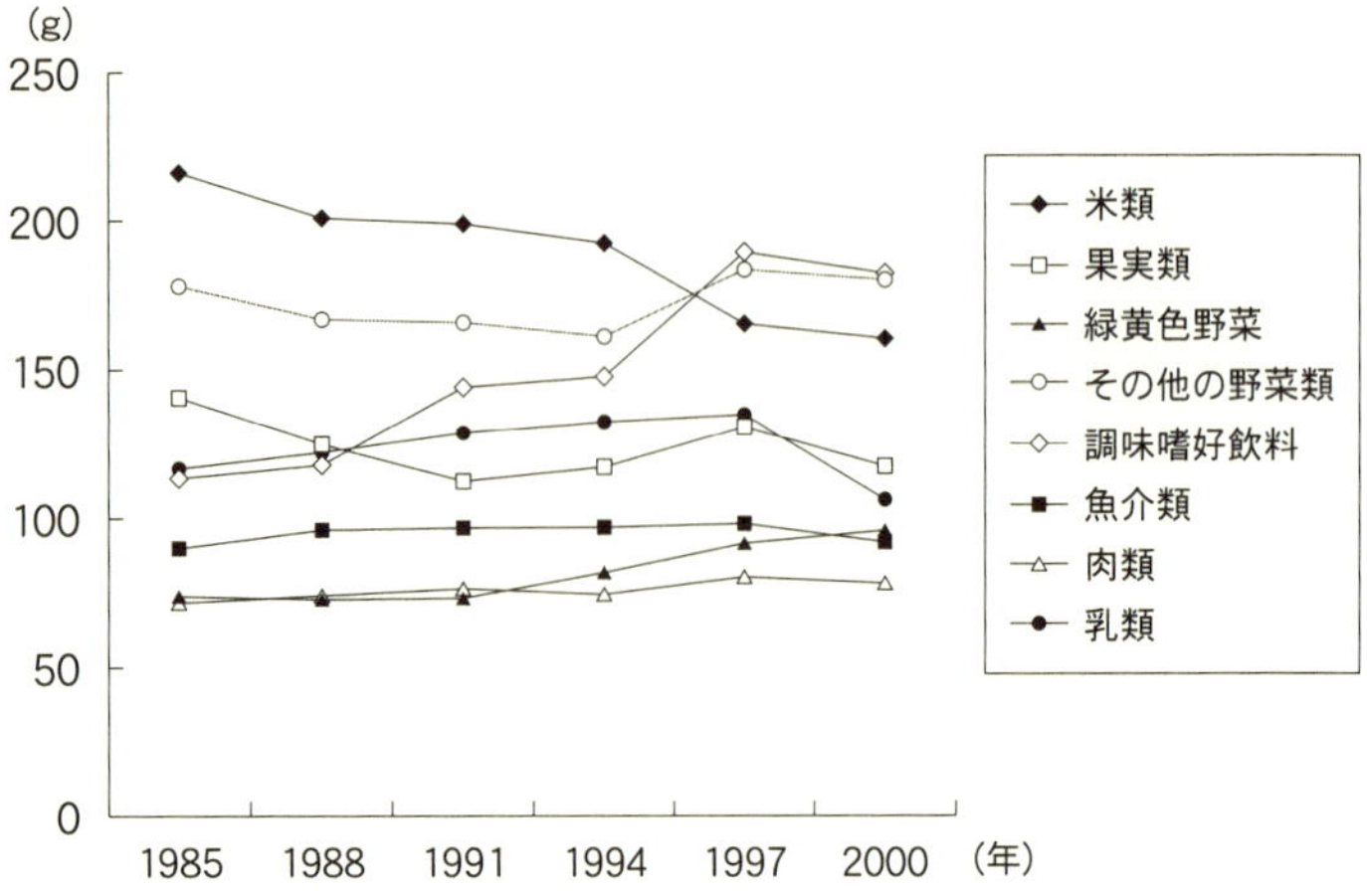

もあり、嗜好飲料のうちでは、アルコール飲料が九三グラム、茶が三一〇グラム、コーヒー・ココアが六五グラムです。

常識的にいって、体に多く取り入れているものが大きく健康に影響するわけですから、この嗜好飲料といわれるものの内容が、日本人の健康に大きく影響していることは容易に推測でき、その内容がどのようなものであるかは大きな問題です。

糖尿病とペットボトル症候群

ＮＨＫテレビの「クローズアップ現代」（二〇〇一年四月放送）で、ペットボトル症候群の特集がありました。清涼飲料水を〝がぶ飲み〟している人が、糖尿病になって入院するケースが急増しているという内容でした。日本人の糖尿病の九割を占めると言われる生活習慣に関連した「2型糖尿病」は徐々に進行しますが、治療せず長期に放置すると体がフラフラになり、一メートル先も見えなくなって昏睡状態に陥り、失明するケースもあります。これらは糖尿病がかなり進行した症状ですが、のどが渇きやすい、尿が多くなる、急激にやせるなどの初期症状があっても、多くのケースでは初期には自覚症状がないため本人が気づかないうちに病状が進行してしまうのです。男性で、肥満の人が罹《かか》りやすい傾向にあります。

スポーツドリンクを含む清涼飲料水には、各種の糖分が多量に含まれているので血糖が高くなり、この糖分を排出するために尿が増えます。このため水分が不足して、余計に清涼飲料水を飲みたくなるという悪循環に陥り、人によっては一日に一・五リットルから四リットルも〝がぶ飲み〟するようになります。この中に含まれる糖分は二〇〇〜三〇〇グラムもあり、このため血糖値はふつうの人の数倍以上になるとともに、脂肪が分解してケトン体という物質が血中に増えて血液が酸性になり、その結果、先ほど記したような症状をひきおこします。

しかも、日本人は白人に比べて血糖を下げる働きをするインスリンというホルモンを分泌する能力が低いので、体重当たりで同じ分量の清涼飲料水を飲んだとしても、白人よりも糖尿病になりやすいのだそうです。残念ながら清涼飲料水の糖分表示はバラバラ[*4]なので、どの程度の量の糖分が含まれているのかがわかりにくいのが現状です。生活習慣病とペットボトル飲料の飲み過ぎが意外なところで関係している可能性があります。

＊1　沖 大幹・鼎信次郎『地学雑誌』一一六巻一号31‐42ページ（2007）
＊2　浦野紘平『みんなの地球』（オーム社、1996）
＊3　2002年以降は調査方法を変えたので、以前とは直接比較できない。

＊4　糖分濃度（％）は、ショ糖（砂糖）を水に溶かした時の重量％を単位とし、100g中に10gのショ糖が溶けている場合は、10％となる。糖分量（g）は、100g当たりのショ糖重量をg単位で表示する。これに対して、摂取量（kcal）は、ショ糖重量1gを4kcalと計算し表示する。糖分重量表示3gの場合は12kcalとなる。たとえば、250gのジュースの糖分濃度が10・0％であれば、糖分量と摂取量は、糖分量は25gで、摂取量は100kcalになる。

6　ダイエットに〝朝バナナ〟が効果ありって本当ですか？

苦労せずやせられる？

食べ物に好き嫌いがあっても「バナナ大嫌い！」という人は少なく、万人受けする食べ物で、かつ調理がいらず手軽です。ダイエットの方法は「朝ごはんとして、バナナだけを制限無しに好きなだけ食べて、水を飲む。午前中のバナナと水だけの単品摂取により、消化能力が低い胃腸の負担を最小限に抑えます。朝バナナダイエットは方法が簡単で、苦痛でなく、確かな効果が得られるからこそ、口コミの評判も上々なわけです」だそうです。

確かに手軽なことは間違いありませんし、このとおりなら苦痛はないでしょう。さて、チャレンジされた経験をお持ちの方がおられたら、実際の効果はどうでしたでしょうか？

朝バナナダイエットでやせられる理由は何でしょうか

いくつかの理由があげられています。まずはじめに「バナナは、脂肪を分解・燃焼を促進させる酵素をたくさん持っており、これがダイエット効果を発揮する」。また「バナナだけをたべるということが大事です。目が覚めて数時間以内の午前中は、前日食べたものの消化活動がまだ続いている時間帯なので、バナナだけを食べるという単一の食品の朝食は、内臓にかかる負担も小さく、消化吸収もあがります」。ついで「バナナは食物繊維をたくさん含んでいるので、便秘が解消されたり、肌荒れが落ち着いてきたりなど、朝バナナダイエットではダイエット以外の健康・美容面でも効果を期待することができます」と宣伝されています。

しかし、バナナに脂肪の分解・燃焼させる酵素が豊富にあるという話はどこから来たのでしょう？　もしそのとおりだとしたら、バナナにはほとんど含まれていない脂肪ではなく、他に一緒に食べる食品中の脂肪を分解して、より良く吸収させる働きがあることにな

表 食品の成分

	エネルギー	水分	タンパク質	脂質	炭水化物	カリウム	食物繊維
バナナ(生)	86kcal	75.4g	1.1g	0.2g	22.5g	360mg	1.5g
りんご(生)	54kcal	84.9g	0.2g	0.1g	14.6g	110mg	1.5g
うんしゅうみかん(果肉)	64kcal	83.8g	0.5g	0.1g	15.3g	75mg	0.5g
糸引き納豆	200kcal	59.5g	16.5g	10.0g	12.1g	660mg	6.7g
木綿豆腐	72kcal	86.8g	6.6g	4.2g	1.6g	140mg	0.4g

可食部100gあたり
(『5訂増補食品成分表2009』〔女子栄養大学出版部〕より)

ります。ここではバナナだけを単品で食べることを勧めているのでその働きは意味ありませんし、口から摂取した酵素タンパクは胃の酸で活性を失ない、さらに胃や腸のタンパク分解酵素により分解されてアミノ酸またはペプチドとして吸収されるので、体内で働きようがないはずです。

単品だけを食べると消化に良いというのも、〝まゆつば〟です。**表**は、『食品成分表２００９』から、バナナと他の果物の成分を抜き書きしたものです。バナナに比較的多い炭水化物は、口の中で唾液に含まれるアミラーゼによりある程度分解され、胃や腸から吸収されてエネルギーとなったり、体内で脂肪酸の単位やアミノ酸に変化します。消化にとっては、むしろ他に食物繊維を多くとることで、胃の運動を刺激し消化を助け、腸管からの排出を早めることが期待されます。バナナに含まれる食物繊維は、可食部一〇〇グラム中に一・五グラムしかないので、厚生労働省が推奨する食事摂取基準による食物繊維の目安量（ある性・年齢階級の人々が良好な栄養状態を維持するのに必要な量）の一五～二七グラム、または目標量（生活習慣病予防のため当面目標とすべき量）の一五～二〇グラムを達成するには、可食部を一本あたり七五グラムとして一四本以上食べなければならず、この場合バナナ摂取の総カロリーは九〇〇キロカロリーとなり、脂身つき豚ロース四〇〇グラムのカロリーと同等になり、おそらくダイエットになりえません。

また、朝食をバナナだけにすると、栄養バランスが偏るので、健康・美容に悪影響の可能性が大きいのです。つまりは、朝バナナダイエットは、朝食を減らすだけの食事制限系ダイエットなので、たとえ一時的に体重増加が抑制されることがあったとしても、健康を害し、だからと言って途中でやめればリバウンド（元に戻る）は避けられません。結局そんなことはやめて、バランス良く食事をとり、休息と適度な運動を行うことこそが、健康と美容の基本となるのです。

納豆ダイエットはねつ造だった

筆者は無理にやせること自体、健康に良くないと考えますが、日本の多くの若い女性が広告や宣伝に乗せられて、痩身《そうしん》指向にある現状は否めません。広告・宣伝側から見ると、痩身をうたった番組には大きな固定客があるということになり、これはおいしい話として、見逃せないことになります。痩身指向現象自体、広告・宣伝側が火をつけて、煽《あお》っているとも思われますが、多くの関心を引きさえすれば儲《もう》けものという単純な思考になり、しまいに嘘《うそ》でも、でっち上げでもとなったのが、テレビ番組「あるある大事典」の二〇〇七年一月七日の納豆ダイエット放送の問題ではないでしょうか？

それは、納豆を毎朝二パック食べるとダイエットに良いとして、実際に測定しなかった数値の改善をうたい、アメリカの大学教授の映像を本当に話した内容とは別の嘘の内容とともに紹介したことなどでした。この放送後、一時期異常な売れ行きでスーパーの棚から納豆が姿を消したことは筆者も覚えています。しかしこの後「納豆ダイエットは本当に効くの」という週刊誌の取材の中でねつ造が判明し、大騒ぎとなり、制作会社社長の辞任、関西テレビは日本民間放送連盟から除名処分を受けるまでに発展しました。

心と体の安全を育てる教育の必要

先進国の中で唯一、日本でダイエット志向が顕著です（一一三ページ・図1）。無用にダイエットを試みて、不健康になり、体を壊す人は後を絶ちません。何とかして食と健康の間で間違った考えと行動を助長する風潮を抑えていく必要があります。

いつも、問題が起きた時に嘘の報道をした側が批難され、謝罪することで終わりますが、前に記したように、広告・宣伝をする側は、人々の心理を研究し巧みに利用することで売り上げをはかり、莫大《ばくだい》な利益をあげてきているので、報道を〝モグラ叩き〟することでは問題の根本原因は解決しません。経済的功利性を優先する社会で、誇大な宣伝・広告を全面的に禁止することはありえないからです。

ではどうするか？　私は、人々の心と身体の安全を守り、育てる教育が必要と考えます。食品安全の問題では、消費者の理解不足が取り上げられ、一部の専門家は消費者に定量的思考ができていないなどと言います。しかし、本書でも、コーヒー一、二杯と、一〇〇杯の違いの例をあげるなどして説明しましたが、一般市民には「十の何乗分の一のリスク」というような話は理解しにくいのはやむを得ないのではないかと思います。

むしろ、自分たちの身体や心の働きについて考え、どのように身体は外敵から守られる機能を備えていて、どのような状況でそれが破られるのか、あるいは、老化やがんとは何だろうか、といったことを共に考え、話し合える教育が必要です。特にわが国が最も長寿の国のひとつとして、少子高齢社会にまっしぐらに突入していっている時にこの問題を避けて通れません。医療、福祉、年金というと、元気な人に無関係あるいは単に負担の問題のように考えられ、これらのコストを切り下げるにはどうしたら良いかという考えと方策の実行が、政治家の手柄のように一時期もてはやされました。

今から五年後には日本の人口の四人に一人が六五歳以上に、さらに二〇三〇年には、その割合は二八パーセントになると厚生労働省の国立社会保障・人口問題研究所は予測しています。みんなが健康で長生きできるためにどうしたら良いかを、食と健康の関係も含めて、個人レベルでは言うに及ばず社会全体で真剣に考え、実行しなければならないのではないでしょうか？

7　健康食品をじょうずに利用したい人へ

〝いわゆる健康食品〟が健康に役立つという保証はない〟

食品と健康が密接に関係していることは当然のことですが、〝いわゆる健康食品〟と呼ばれるものがこれほど大流行しているのはどういうことでしょうか？　健康食品はあくまで食品の補助と考えるべきで、健康づくりにはバランスのとれた食生活を送ることがもっとも大切なことはいうまでもありません。健康になりたい一心で、〝いわゆる健康食品〟を間違って利用したり、あるいは過剰に摂取して、あげくのはて、残念ながら病気になった例や死につながった例さえあるのです。

これだけ世の中に普及している〝いわゆる健康食品〟ですが、法律上の定義はまだありません。広く健康の保持増進に役立つだろう食品として販売また利用されているもの全般を指しているのが現状です。しかし〝いわゆる健康食品〟が名前どおりに健康に役立つという保証は必ずしもないのです。〝いわゆる健康食品〟を利用する際は、利用者が自分の食生活の状況に応じて適切な選択をする必要があります。とりわけ病気などによって身体に不安を抱えている人は、逆に健康を害する危険性もあるので、摂取の可否について事前に医師や薬剤師に相談する必要があります。

国が認めている保健機能食品とは

〝いわゆる健康食品〟と呼ばれるさまざまな食品あるいは食品まがいのものが氾濫《はんらん》する実情に対して、厚生労働省や国立健康・栄養研究所では、消費者が安心して食生活の状況に応じて食品の選択ができるように適切な情報提供を進めると同時に、一定の基準をつくっ

図1 一般の食品、保健機能食品の関係

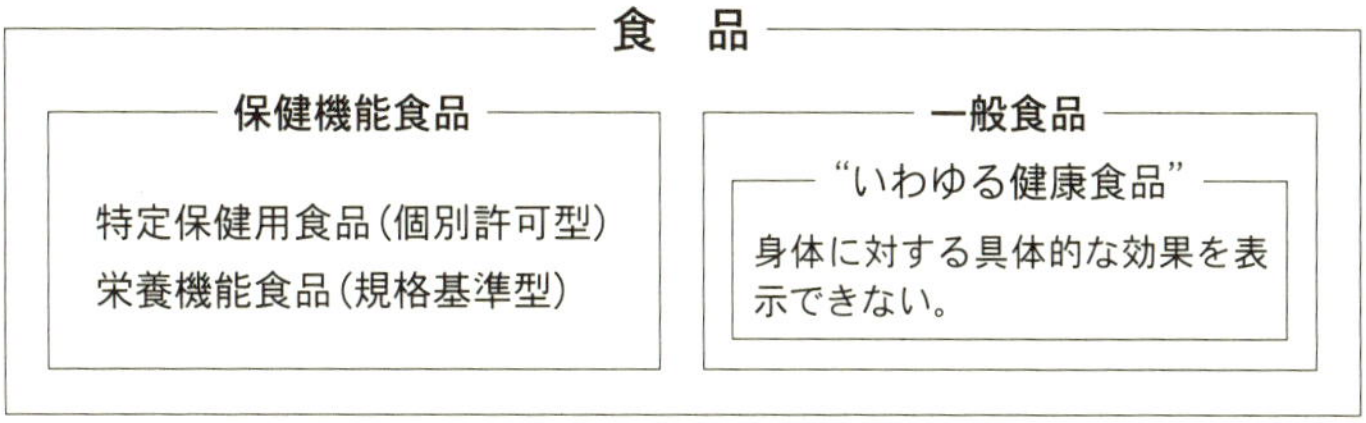

図2 特定保健用食品の許可証票

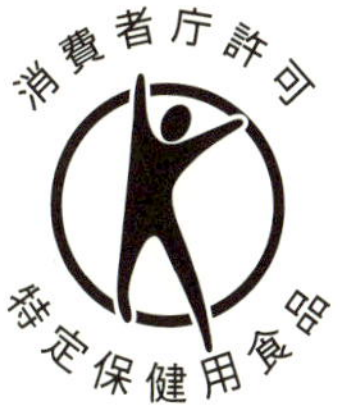

て、それに該当した場合に表示をしてもよいという制度ができました。

二〇〇一年四月に、厚生労働省が保健機能食品を認定する制度が新たに始まりましたが、この制度は、一定の条件を満たした食品を保健機能食品と称することを認める表示制度です。かなり複雑でわかりにくいのを承知で、〝いわゆる健康食品〟の分類の現状を整理してみます。まず、保健機能食品は、国の許可等の有無や食品の目的、機能等の違いによって特定保健用食品と栄養機能食品の二つに分類されます（**図１**）。

このうち栄養機能食品は、ビタミン・ミネラルなど栄養素の補給のために利用される食品で、たとえば「カルシウムは骨や歯の形成に必要な栄養素です」など、栄養素の機能の表示をすることができます。

特定保健用食品は、身体の生理学的機能に影響を与える保健機能成分を含んでいて、「お腹《なか》の調子を整える」など、特定の保健の目的を期待できることが表示できる食品です。この保健の用途を表示するには、個別に生理的機能や特定の保健機能を示す有効性や安全性などの科学的根拠の審査を受け、国の許可を受けることが必要とされます。許可を受けたものには、許可証票が付けられています（**図2**）。

特定保健用食品は、近年認知度も高まり、それにつれて食品数も増えてきました（平成二十二年八月現在、九五四品目）。〝トクホ〟と略されて呼ばれ、ＰＲもさかんに行われて、売れ行きも好調のようです。このトクホ（特定保健用食品）は、次の八要件に適合する場合に許可されています。

(1) 食生活の改善が図られ、健康の維持増進に寄与することが期待できる。
(2) 食品または関与成分について表示しようとする保健用途にかかわる科学的根拠が医学的、栄養学的に明らかにされている。
(3) 食品または関与成分についての適切な摂取量が医学的、栄養学的に設定できる。
(4) 食品または関与成分が添付資料等からみて安全なものである。
(5) 関与成分について、物理学的、化学的および生物学的な性状とその試験方法、およよび定性また定量試験方法が明らかにされている（ただし合理的理由がある場合はこの限りでない）。

(6)　同種の食品が含有している栄養成分の組成を著しく損なったものでない。
(7)　まれにしか食べられないものでなくて、日常的に食べられる食品である。
(8)　食品または関与成分が、厚生労働省薬務局長通知の専ら医薬品として使用される成分原材料リストに含まれるものでないこと。

トクホのうちで、これまでの許可件数が多く、科学的根拠が蓄積したものについては、新たに規格基準を作成して、厚生労働省の新開発食品保健対策室で規格基準に適合しているかどうかを審査し、規格基準型の特定保健用食品として許可等手続きの迅速化を図ることになりました。

トクホの表示では、「保健の目的が期待できる」ことを書けますが、医薬品と異なりそれ以上のことを書くことは、基本的にはできません。しかし、その成分の摂取によって「若い女性のカルシウム摂取と将来の骨粗鬆症《こつそしょう》になるリスク」と「女性の葉酸摂取と神経閉鎖障害を持つ子どもが生まれるリスク」の二つの疾病リスクの低減が医学的・栄養学的に認められ、確立されている場合に限り、例外的に「疾病リスクの低減に役立つ」との表示が認められることになりました。

またトクホのうち、許可に必要とされる科学的根拠のレベルには届かないけれども、一定の有効性が確認される食品については、「条件付き特定保健用食品」として、「限定的な科学的な根拠による」と表示をすることを条件に、許可対象とされるようになりました。

さらに健康食品の表示を定めている健康増進法では、特別用途食品というものもあります。こちらには目的により、病者用食品、妊産婦・授乳婦用粉乳、乳児用調製粉乳、嚥下《えんげ》困難者用の食品などがあります。このように、たいへん複雑に見える〝健康食品〟ですが、自分が利用しようとする〝いわゆる健康食品〟の安全性や有効性について「確かめたい」あるいは「もっと詳しく知りたい」人は、ぜひこの項の末尾のインターネットサイトを参照されることをお勧めします。しかし、素人が科学的な情報を見ても、どの程度信頼性のある情報なのか、その効能と摂取した物質の関係が摂取量と関連付けて明確に証明されているのか、効能はどのような人と条件の場合にあてはまるのか、など理解は困難です。

現時点では、「お腹の調子を整える」「コレステロールが高めの方へ」などの漠然とした表示を信じて、「何となく良いのでは」といった判断で利用する方が多いと思います。そこで、どのような時に、どの程度摂《と》れば、どのぐらい効くか明確に表示に書いておく必要があるのでは、という主張もあります。

しかしわが国では、身体の構造や機能に影響を及ぼすことを目的とした医薬品と明確に区別するために、〝いわゆる健康食品〟にはこのような効能を明確に示すことは許されておらず、またそのことを裏付ける科学的に厳密な試験を義務付けられていません。このため医薬品では、病者に対して医師が症状の診断に基づいて処方しますが、〝いわゆる健康食品〟は健康状態の改善のために自己診断で摂取するという大きな違いがあります。つまり、科学的根拠についてそれほど厳密といえないデータを使って、表示の表現もあいまいなままで流通しているのです。

これに対して、日本の食品安全委員会（安全性のみをチェックしている）と一部類似した役割を果たしている欧州食品安全庁（ＥＦＳＡ）では、食品の栄養と健康強調表示の規制に関して、効能についてもチェックして健康強調表示をする場合は、科学的な根拠が明確で正確なことを要求しています。筆者は安全性と効能（有効性）については、専門家グループによる客観的な判断が必要で、その審査に基づいて、どのように利用すれば良いのかを具体的に示すことが必要と考えます。

わが国ではこのことを補完するために、保健機能食品などに関する情報を消費者へ適切に提供することを支援する、栄養情報担当者（Nutritional Representative：NR）を認定する制度が発足し、二〇〇八年時点で全国で四、〇〇〇名以上の人が資格を取得しています。

大事なことは

国立健康・栄養研究所情報センター長の梅垣敬三《うめがきけいぞう》氏は、食品の安全性と有効性についての誤解として、天然・自然なら安全で化学合成品は危険というイメージで捉えられている、また、食品中に体に良いという成分が含まれていたとしても微量なら効果は期待できないし、多量な場合は危険性が危惧される場合もあり、特定の成分の体への摂取する量が問題であることを指摘しています。すなわち特定成分（素材や原材料）の有無の情報ではなくて、その食品での、人における摂取量と健康作用の関係の科学的な情報が必要です。

このことは、いわゆるサプリメントが素材の抽出物や濃縮物として錠剤・タブレットやエキスなどの製品形態になっている際に特に注意しなければいけないことです。たとえ天然のものでも多く摂るとよく効くのではと期待して、むやみに摂り過ぎるとかえって副作用やときには危険な状況も起こりえます。

この意味で、食事からすでにどの程度をすでに摂取しているかを知っておくことも大切です。平成二十年国民健康・栄養調査に協力した二〇歳以上の七、六四四人の調査結果から、カルシウムについては平均して全摂取量の九八・六パーセントは通常の食品から摂取し、残りのわずか一・四パーセントをカプセルやドリンクなどの補助食品や強化牛乳など

図3A カルシウム摂取量(mg/日)

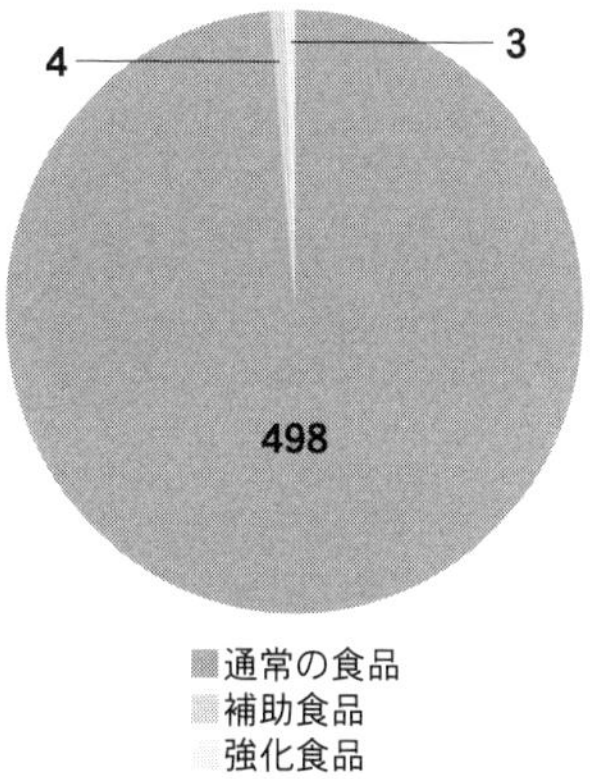

図3B ビタミンC摂取量(mg/日)

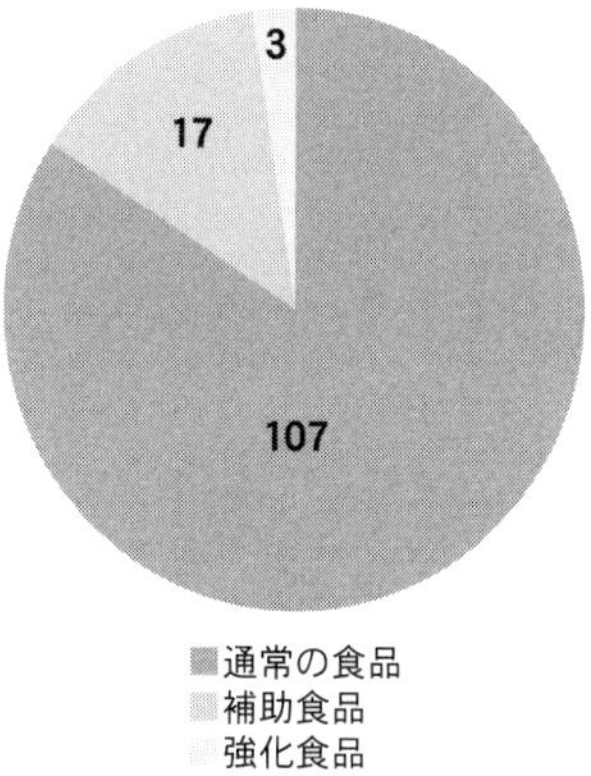

平成20年国民健康・栄養調査から

図4 カナダの栄養表示ラベルの例

Crackers(クラッカー)

Nutrition Facts(栄養表示)　Per 4 crackers(20g)(4枚、20gあたり)		
主要栄養成分	(分量)	% Daily Value(%1日必要量)
Calories(カロリー)　90		
Fat(脂質)	3g	5%
Saturated Fat(飽和脂肪酸):	0.5g	8%
+Trans Fat(トランス脂肪酸)	1g	
Cholesterol(コレステロール)	0mg	
Sodium(ナトリウム)	132mg	6%
Carbohydrate(炭水化物)	14g	5%
Fibre(食物繊維)	2g	8%
Sugars(糖分)	2g	
Protein(たんぱく質)	2g	
VitaminA(ビタミンA)　0%　VitaminC(ビタミンC)		0%
Cacium(カルシウム)　0%　Iron(鉄)		4%

この他に成分表と栄養強調表示がある。
栄養成分の一日必要量のうち何%を補給できるか明示されている(下線は筆者)。

強化食品から摂っており、ビタミンCについても八四・三パーセントは通常の食品経由で摂取できていて、残りの五・八パーセントが補助食品や強化食品からであったと報告されています（**図3A・3B**）。このことは、四人に一人が栄養機能食品を利用しているという国立健康・栄養研究所の調査結果と考えあわせると、多くの人は通常の食品を摂ることですでに十分これらの栄養成分をまかなえているという考え方が良いと言えます。

カナダの食品栄養表示ラベルを見ると、その食品を食べると一日必要量の何パーセントを摂取できるかが記されています（**図4**）。このような表示がされれば、消費者はうまく食品を組み合わせて必要量を摂ることを自分で考えられるのではないかと思います。繰り返しますが、健康で美しくあるための秘訣《ひけつ》は、①バランスの良い食事、②適度な運動、③休養です。偏った食事、運動なし、不規則な生活で、楽に健康になれたり、きれいになれたり、はありません。

◎「保健機能食品」や〝いわゆる健康食品〟関連の情報サイト

1　「健康食品」ホームページ（厚生労働省）
http://www.mhlw.go.jp/topics/bukyoku/iyaku/syoku-anzen/hokenkinou/index.html

2　健康食品ナビ（東京都）

http://www.fukushihoken.metro.tokyo.jp/anzen/supply/index.html

3　独立行政法人・国立健康・栄養研究所

http://www.nih.go.jp/eiken/index.html

4　日本健康・栄養食品協会

http://www.jhnfa.org/

第II章

食品の安全って何だろう？

食品に潜む危険性の正体は？

実際に被害を起こすものと、

そうでないものを見極めましょう！

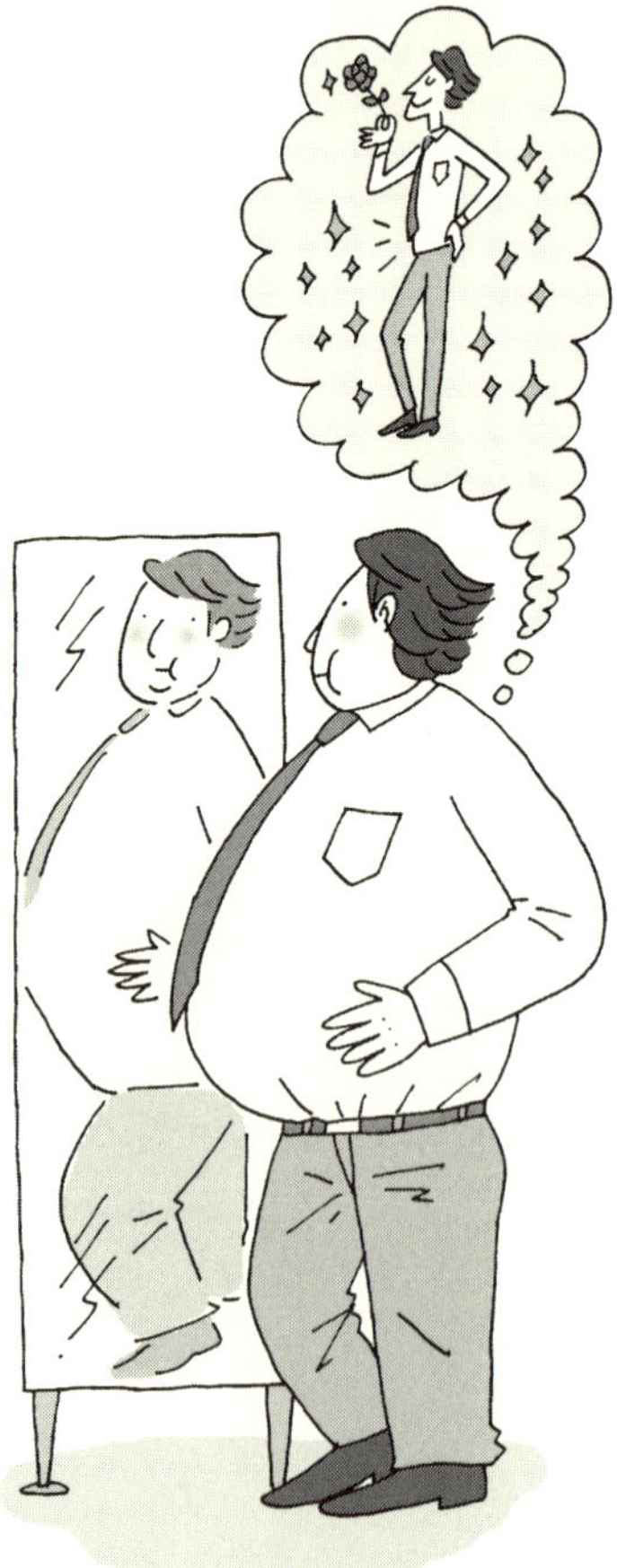

1　発がん性については信頼できる話かどうか確かめよう

がんの発症は、三つの段階を経て進行します

女性の平均寿命は世界一、男性の平均寿命も世界のトップクラスとなったわが国は、高齢社会を迎えています。近年の日本人の主な死亡原因は、比較的ゆっくりと進行し高齢になって発症する、がんや、脳血管および心臓の疾患です。二〇〇八年の死因統計によると、年間死亡総数一一四万二、〇〇〇人のうち、三四万三、〇〇〇人ががんによる死亡で、第二位の心疾患は一八万二、〇〇〇人、第三位の脳血管疾患は一二万七、〇〇〇人でした。ほぼ一〇人のうち三人が、がんにより亡くなったと推定されます（図）が、これは、がんの危険要因が最近増えてきたというより、国民が長生きになったので最終的に、がんで死ぬ人の数が増えてきた、と考えるべきでしょう。長生きした人はなぜ、がんになるのでしょうか？

現時点では、がんの発症について、少なくとも三段階のステップがあるという説が広く支持されています。第一段階は、がんのイニシエーションと呼ばれ、遺伝子に傷がつく段

図　主要死因の経年変化

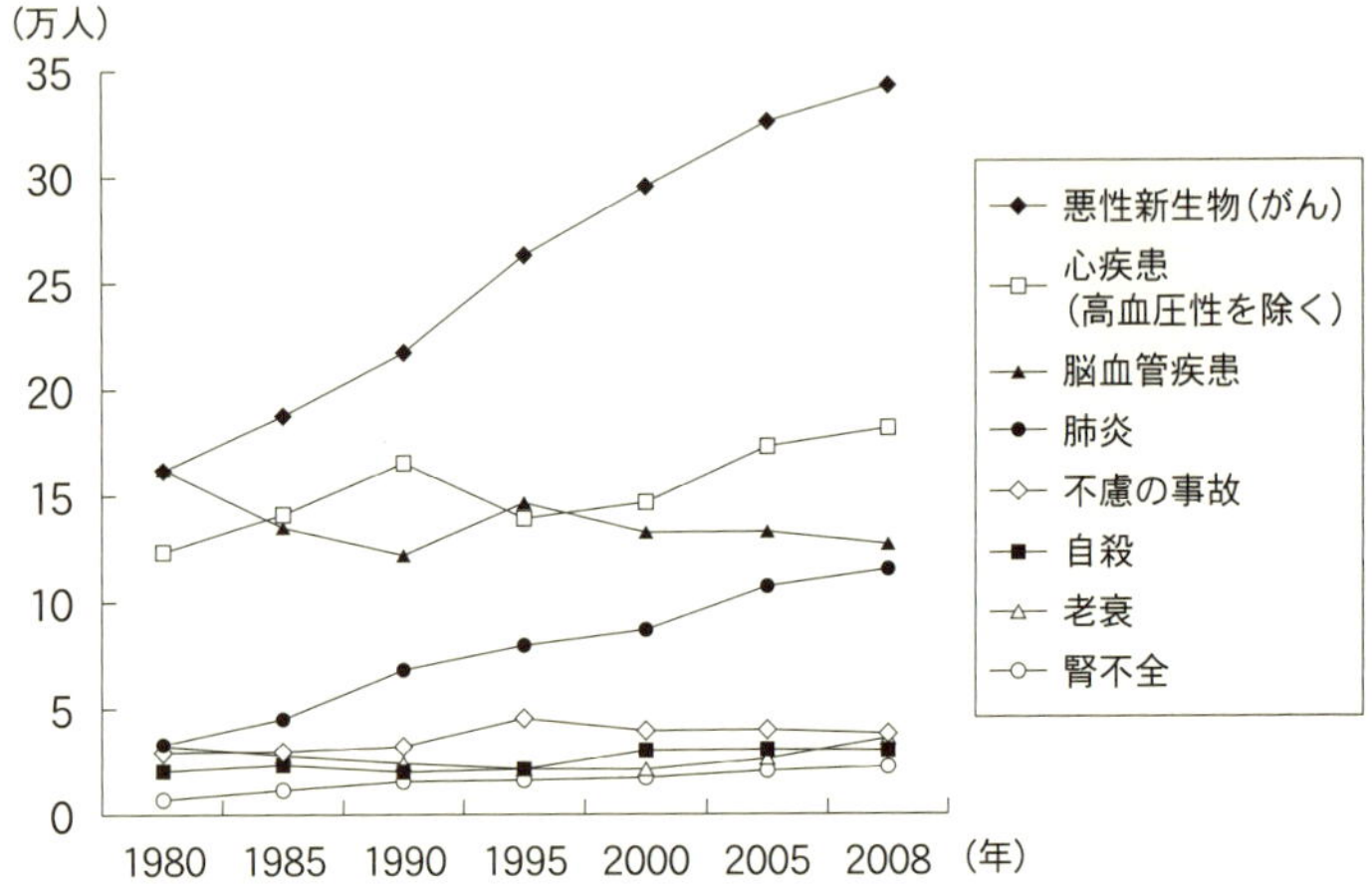

階です。生まれて以来ずっと自然放射線を浴び、また、体内でさまざまな酸化反応が進む際にできる活性酸素ラジカルと呼ばれる反応性の高い物質が遺伝子に傷をつけます。遺伝子の傷は必ずがんにつながるとはいえませんが、一部は、がんや老化の引き金になると考えられています。つまり遺伝子に傷を持つ細胞は、人が長く生きれば生きるほど、体に多く蓄積してゆきます。

　この遺伝子に傷を持った細胞が増殖する第二段階が、プロモーションと呼ばれます。もし、遺伝子に傷を持つ細胞が増殖しなければ、その細胞ひとつがうまく機能しないだけですが、何らかのきっかけでこの細胞が相当急激に増殖すると、体に影響を及ぼしかねない状態になります。

さらにもうひとつ、プログレッションと呼ばれる「がん化」に転換する別の第三段階の有害な変化を起こす要因が加わると、疾病としてのがんになります。

この三つのカギとなる要因は、通常、それぞれ異なっていると考えられています。何段階もの変化が起きてがんになるので、若い世代ではたとえイニシエーションを受けた細胞が体内にあっても、発症にまで至らない場合が多いということになります。

食塩や熱いお湯が胃がんや食道がんの要因になる

ふつうには、食塩は発がん物質とはいいませんが、東北のある県で胃がんが多いことが知られ、しかもその地方では塩分濃度の高い食事をしていることがわかりました。塩分の多い食事を摂《と》ると胃壁の細胞が傷つけられ、胃壁の細胞はこの傷の修復のために増殖を開始します。この増殖を開始した細胞の中に、すでに遺伝子に傷を持つ細胞があれば、プロモーション作用の結果、胃がん発症の可能性が高くなるというわけです。

ほんの十年前まで、胃がんは日本人ががんで亡くなる最も多い死亡原因でしたので、当時の厚生省は塩分濃度の高い食事を減らすように指導し、早期発見・早期治療を推進した結果、胃がんによる死亡は徐々に少なくなりました。

また、食道がんの最大の原因はタバコと酒とされていますが、近畿地方のある県では熱い雑炊を食べる習慣があり、その地方では食道がんが多いことが知られていました。熱い雑炊によって傷つけられた食道の細胞が再生し、増殖をすることが遺伝子に傷を持つ細胞の増殖であるプロモーション作用につながると推察され、そのようなことが起こらないように、熱い雑炊を食べることを少なくするよう指導がなされています。

これらの場合には、直接遺伝子に傷をつけることが要因ではないので、傷のついた細胞が増えてしまうきっかけを減らすことで、プロモーション段階に働くがん発症の要因を少なくすることが、がんを減らすために有効であることを示しています。

がんの原因究明には膨大な手間と時間とお金がかかる

がんの予防には、以上にあげた三つの段階に、どのようなファクターが関係するかを解明することがきわめて重要になります。世界保健機関（ＷＨＯ）の専門機関の国際がん研究機関は、検討の対象となる要因に利害関係を持たない、がん研究の専門家を集め、人にがんを起こす可能性のあるファクターについて世界中の調査研究の結果を検討し、証拠の確からしさをもとに、人への発がん危険性のリスク分類を発表しています[*1]（**表1**）。

この分類の結果は個別の要因について、国際がん研究機関が評価しこれまでに一〇〇巻の報告書に公表した結果をまとめたもので、国際的に信頼され、世界各国で利用されています（表1）。

肺がんの原因としてよく知られる喫煙だけでなく、太陽光や女性ホルモンのように避けることができない天然の要因も、人に発がんの証拠が確かであることが示されています。発がんの危険性は人工の物質が原因と信じている人が多いと思いますが、天然の要因もあることに驚かれたことでしょう。太陽光を強く浴びると、特に白色人種は皮膚がんになりやすく、また女性ホルモンに長く曝《さら》されることで乳がんになりやすくなることなどは、多くの証拠から明らかになっています。

注意していただきたいのは、この分類はそのファクターがどの程度大きく人の発がん原因として寄与しているか（がん死のうちの何パーセントに関係）ではなくて、そのファクターが人に対して発がん性を示す証拠がどれだけ確かと認められるかによって分類されていることです。そのため動物実験のデータよりも、そのファクターが原因で人に発がんが見られたということがはっきりしていれば、クラス1と分類されます。逆に発がんが起こらないと証明することはたいへん難しく、いくら多数の試験を繰り返したとしても、なかなか発がん性なしの信頼できる証拠を得たと言いにくい面があります。

アスベストのように労働の現場でさらされる要因による人の発がんの可能性の調査は少なくとも数年はかかり、動物試験であっても最低三年間の試験期間が必要です。そのため、毎年検討できるのはせいぜい二〇種類程度の要因にとどまります。後で記すサッカリンの発がん試験では、人に近い霊長類のサルの生涯暴露という試験条件を満たすために、試験に二十四年もかかりました。

動物試験で結果の信頼性を保つためには、実験者とデータの管理者は別にします。実験者がどれが投与群でどれが非投与群かを知っていると顕微鏡での病理組織の観察過程で自分の研究意図が反映されてしまう可能性があるため、観察時にわからないように病理組織切片番号の暗号化を図るなどのさまざまな信頼性確保の手段が要求されます。動物試験では、予備試験に一年近く、本試験ではラットやマウスなどの動物を、その生涯に近いほぼ二年間飼育し、それぞれの投与濃度に対して少なくとも雄雌各五〇頭を用意し、数段階の投与濃度を設定して行うなどのルールがあります。結果の分析にさらにまた一年近くかかりますので、多くの人手とたいへんな手間と数億円の資金を要します。試験をしても結果がプラスに出ないときは論文にならないケースもありますから、発がん試験は普通は大学ではなかなか行われません。企業も収益が大きく見込まれて費用の回収が可能なものについてのみ、試験をすることになります。

したがって信頼性ある試験を行える研究機関は、世界でもせいぜい二〇機関程度しかありません。一つの試験に数年かかるため、毎年新たに得られるデータは数が限られ、貴重です。筆者の所属していた国立医薬品食品衛生研究所では、食品関連物質について相当な数の研究員をあててこのような試験を継続しています。

わが国では食品について何か問題があると、いわゆる専門家といわれる人たちがテレビや新聞紙上で解説をします。この人たちの多くはたとえ大学の研究者であっても、このような信頼性を確保した動物試験の仕組みや、国際的な評価について、ほとんどあるいはまったく知らないで、責任を負うことなしにたまたま自分が持っている知識や、どこかで読んだ報告（信頼性が確かか怪しいものもある！）を引用することが少なくありません。発がんの危険性などに関しては、国際的な信頼できる機関がその判定過程も明瞭に示しながら、最終判断を誰にも容易にわかるかたちで公表していることを知り、ぜひそれらを参照していただきたいと思います（七八ページ・表1、表2参照）

人の発がん物質といわれていたけれど実はちがっていた？

以前に動物試験の結果から発がん性ありとされたものでも、動物試験の結果が人にあてはまらない場合があることが知られるようになってきました。食品のリスクについて書かれた図書などで、時々引用される「発がんポテンシーデータベース」*1というのがあります。これは一九九〇年代にAmes（エームス）という遺伝子毒性試験の研究者が開発したデータベースですが、発がん研究の文献から試験動物、発がん臓器と発生頻度などのデータを集めたものです。引用する方は、データベースの数字を正しいと信じて引用しますが、実は試験結果の中にはさまざまな理由から人にはあてはまらないと考えた方がよい試験が多くあります。

たとえば、以前から問題とされているものにマウスの肝がんがあります。マウスの肝小胞体＊2に見られる病変が、「がん化」に関係することが知られていますが、ラットや人では肝小胞体の病変は起きず、マウスで見られた有機塩素系農薬＊3による肝発がんは人の危険性予測にほとんど価値がないとＪＭＰＲ（ＦＡＯ／ＷＨＯ合同残留農薬会議＊4）は指摘しています＊5。そのほか、マウスのリンパ腫、ラットとマウスの下垂体、乳腺、甲状腺の腫瘍《しゅよう》＊6は内分泌や遺伝的な特異性と関係があり、肝腫瘍や肺腺腫などのがんは、試験物質を投与しない場合でも動物の大半に発生するとされています。

発がん試験では、まず短期の予備試験を行いますが、微細な変化も検出するため、短期試験において投与により体重減少が見られない最高の投与用量を、発がん試験での投与の最高量に設定する決まりがありました。有名なサッカリンの発がん試験では、きわめて高い用量を投与したことと、雄ラットは比較的尿量が少ないために膀胱《ぼうこう》でサッカリンが溶けずに析出して結石を生じました。結石による物理的刺激がもとで細胞が傷つき、その修復のための細胞の再生によるプロモーション作用が弱い発がん性として検出されたと後にわかり、サッカリンが原因というよりも尿量の少ない動物に高用量の物質を投与したことが原因とわかりました。

データの持つ意味や得られた条件も参考にする

筆者が協力していた国際化学物質安全性計画（ＩＰＣＳ）では、化学物質による有害リスクについて国際的に客観的な判断基準を設定し、データの解釈についての国際的な合意形成を促進する研究プロジェクトを行っていました。筆者も、リスク評価で必ず使われる不確実性係数*7という数値の科学的な適用のあり方についてのプロジェクトに参加しました。発がん性に関しては、「発がん作用機構」プロジェクトチームが、作用機構について考察することの重要性について報告をまとめました。最近、国内で工学系の方がリスクについて書かれた図書では、リスクの評価では定量的な検討が大事だと、投与の条件や動物と人との違いをよく考えずに、論文データの数値を鵜呑《うの》みにして人の摂取量との比較計算をしている場合が見られます。単純に計算した結果から議論をする前に、影響の大きい内容に関しては、そもそも有害性があると言えるデータか否か、データの得られた背景や、それが人に適用可能なデータかをよく確かめてから、ものを言うべきではないかと思いま

表1 国際がん研究機関による人への発がんリスク分類

分類グループ	分類の内容(分類された危険要因の数)	発がん要因の例
1	人に発がん危険性あり(108)	太陽光、女性ホルモン、経口避妊薬、アスベスト、煤、ベンゼン、タバコ喫煙、アルコール飲料など
2A	おそらく人に発がん危険性あり(66)	ディーゼルエンジン排ガス、紫外線、ホルムアルデヒドなど
2B	人に発がん危険の可能性あり(248)	ガソリン、コーヒー、ウレタンなど
3	人への発がん危険性について分類できない(515)	ポリエチレン、タンニン、亜硫酸ガスなど
4	おそらく人に発がん危険性はない(1)	カプロラクタム(ナイロンの原料)

表2 がん発症とライフスタイル要因との関係についての証拠の確からしさ

証拠の確からしさ	リスクを下げる要因	リスクを上げる要因(がんの発生しやすい臓器)
確　実	身体活動(結腸)	過体重と肥満(食道、結腸、直腸、更年期後女性の乳房、子宮、腎臓) 飲酒(口腔、咽頭、喉頭、食道、肝臓、乳房) アフラトキシン(肝臓) 中国風塩蔵魚(鼻咽頭)
可能性大	野菜、果実(口腔、食道、胃、結腸、直腸)、身体活動(乳房)	貯蔵肉(結腸、直腸)、塩蔵品および食塩(胃) 極端に熱い飲食物(口腔、咽頭、食道)
可能性あり	食物繊維、大豆、魚、n-3系脂肪酸、カロテノイド、ビタミンB_2、B_6、B_{12}、C、D、E、葉酸、カルシウム、亜鉛、セレン、イソフラボン、リグナンなど	動物性脂肪、ヘテロサイクリックアミン、多環芳香族炭化水素、ニトロソアミン

す。

食品や栄養と慢性疾患の関係を検討するため、世界保健機関（ＷＨＯ）と国連食糧農業機関（ＦＡＯ）の合同専門家諮問会議が二〇〇二年に開かれました。**表2**は、結果の一部を要約したものですが、がんについては個別食品というよりも、むしろ過体重と肥満、飲酒と貯蔵肉、また熱い状態で食べる食品などが、発がんと関係が確実あるいは可能性が大きいとされ、おそらく同じ食品でもがんを抑制するために関係するものが多くあることも指摘されています。

実際上、発がんにほとんど関係しない食品や環境中にごく微量含まれる化学物質を気にかけるよりも、がんとの関係が明確で日々の生活の中ですぐに実行可能な、喫煙をしない、高塩分濃度の食事や、非常に熱いまま食べることを避けるなど、身近で効果的な予防手段があることを知ってください。

＊1　国際がん研究機関のサイト：
http://monographs.iarc.fr/ENG/Classification/index.php

＊2　細胞内の袋状の構造でタンパク質の生合成などの機能を担う。

＊3　分子内に塩素をもつ農薬のグループ。

＊4　食品に残留する農薬の安全性評価を行う国連の専門委員会。

＊5　池田、川島、関澤、高仲、林、藤森訳「食品中の残留農薬における毒性評価の原則」（1998）日本食品衛生協会、IPCS Environmental Health Criteria 104 "Principles for the toxicological assessment of pesticides residues in food (1990) World Health Organization の訳。

＊6　細胞の一部が異常に増殖して塊を形成したもの。

＊7　動物試験データなどを利用する際に、人との違いや、人の間の感受性の違いを考慮して安全性をより確かにするために用いる係数

＊8　WHO Diet, Nutrition and the Prevention of Chronic Diseases, WHO Technical Report Series 916, World Health Organization (2003)

2　ポテトチップスの発がん性は心配するほどではなかった

発がん性のアクリルアミドが検出されたという報告

一九九七年にスウェーデンで、水処理や土壌凝固剤に使われるアクリルアミドが環境に漏れる事故があり、職業的に曝露《ばくろ》された労働者と、曝露履歴がないと思われる人たちの血液を調べてみたところ、職業的曝露がないと思われる人たちの血液中からもアクリルアミドのヘモグロビン付加物が検出されました。喫煙者にアクリルアミド濃度が高かったのでタバコが一要因と知られたのですが、それ以外の原因についてスウェーデン政府とストックホルム大学が共同で調査し、炭水化物（でんぷん）を多く含む食品（ジャガイモや穀類など）を高温で調理した際に、アクリルアミドが高濃度で検出されると二〇〇二年四月に発表しました。アクリルアミドは、動物実験で発がん性が指摘されており、さらに高濃度に検出される食品としては、ポテトチップスやフライドポテトなど広範な高温調理食品が指摘されて、各国に波紋が広がりました。

これを受けて食品からのアクリルアミド摂取のリスクについて、ＷＨＯ（世界保健機関）とＦＡＯ（国際連合食糧農業機関）が、二〇〇二年六月に緊急に専門家会議を招集し、関連情報を収集して対処方針を検討しました。日本でも国立医薬品食品衛生研究所と食品総合研究所が、食品の分析を行いました。

これらの研究の結果、アクリルアミドは、アミノ酸の一種のアスパラギンとグルコース（ブドウ糖）が加熱により反応（メイラード反応という）してできること、また食品からの摂取量は一人一日平均でほぼ数十マイクログラムであることがわかり、それぞれのインターネットのホームページなどで広報されました。

スウェーデンとアメリカで、人のデータ五三八例（十分な数ではありませんが）について、過去五年間の食事内容の分析を行った結果、アクリルアミドの摂取により大腸、腎臓、膀胱《ぼうこう》のがんが増えたという証拠はないと二〇〇三年に報告されました。これ以前にはアクリルアミドについては、職業曝露による神経毒性についてある程度調べられていましたが、生殖・発生毒性、遺伝子毒性など、発がん以外の毒性についての報告はありません。いずれも細胞レベルや動物での実験報告があるだけです。

さらに二〇〇五年にＷＨＯの食品添加物専門家会議で、通常の人の摂取量は、問題となるかもしれないレベルの約三〇〇分の一で、特に多く食べる人でもせいぜい七五分の一程度との推計が発表されました。家庭での注意事項としては、アクリルアミドの生成を減らすために、ジャガイモのフライは一七五度以下の加熱で黄金色くらいにとどめて褐色になるまで熱しないこと、ジャガイモを冷蔵保存するとアクリルアミドの出発物質であるブドウ糖や果糖が多くなるので、フライにする場合は冷蔵保存しないことなどが示されました。一時的に世界規模で大騒ぎになったのですが、まずはほぼ一件落着となりました。

細菌の発がん性実験結果は人にはそのままは当てはまらない

　このことで思い出されるのは、一九八〇年前半に国立がんセンターの研究者たちが発表した「肉類の焼け焦げの発がん性研究」です。当時普及し始めた細菌を用いる遺伝子毒性試験（エームス試験）で、肉の焼け焦げに含まれるアミノ酸のトリプトファンやグルタミン酸の加熱生成物が強い陽性反応を示すことから、当時日本人に多く見られた胃がんの原因物質のひとつではないかと報告され、日本のみならず世界的に大きな話題となりました。がんセンターの研究者により見出されたこの物質の細菌での遺伝子毒性はとても強力だったのです。

　しかし、その後の動物を用いた発がん試験（人が食べる焼け焦げに含まれるトリプトファン加熱生成物のほぼ百万倍以上を毎日投与しました）の結果から、毎日数キログラムの焼け焦げを含む肉を一生食べないと発がんに至らないということがわかり、落着しました。

　タバコのタールや自動車の排ガスに含まれるベンズピレンは、以前から発がん物質として知られ、また、古くは英国の煙突清掃作業員の陰のうがんの原因として、煤《すす》が人の発がん物質として最初に示され、高温でできる焼け焦げ類似物質の中に、発がんに関係するらしいさまざまの物質の存在が指摘されてきました。このことを考えれば、できるだけ焼け焦げを摂取しないようにすることは賢明といえるでしょう。とはいえ、焼き肉を食べる人がすべて発がんしているわけではないので、あまり多くの焼け焦げ部分を食べるのは避けた方がよいという程度の摂取量の問題になろうかと思われます。

細菌を使う遺伝子毒性試験は三〇年前に開発され、比較的容易に実施できるため用いられる機会が多く、当初は発がん物質の予備的なスクリーニング試験といわれたこともありましたが、試験管内の反応は人が食品を摂取する経路と異なり、人が持つさまざまの防御的な反応を欠き、また通常摂取される量よりはるかに高い濃度で試験されるので、この結果をもって過大に考えることはしない方がよいと思われます。

特に最近は、重要と考えられる研究発表については、ＷＨＯなどの国際機関が緊急に専門家を集めて検討したり、国の研究機関でも同様な対応をしたりするようになっています。できる限り、このような信頼度の高い機関の発表や報道を聞いて判断をすることをお勧めします。

もう一方では、わが国で毎年のように病原性細菌やウイルスによる数万人の食中毒患者が報告され、そのうち数名の方の命が失われています。食中毒からの防御のため、家庭でできるもっとも容易な殺菌方法として十分な加熱が推奨されています。このように、食品に関連しては食材や食べ方により、さまざまな潜在的なリスクの可能性がありますが、発がんに関係した不確かなリスクを恐れ過ぎることよりも、信頼できる機関による新たな情報を確かめることと、より身近な食中毒の可能性に対して十分注意を払うことが大切ではないでしょうか。

3　私たちは微生物と共存しています

微生物はどこにいるのでしょう？

私たち人を含む高等生物が食べている物は、他の動植物、微生物と食塩など少量の無機物に他なりません。食べ物は、これら動植物と微生物が混在した生き物の塊なのです。つまり私たちは、他の生物と微生物のおかげで自分たちの命を支えています。微生物は大きさが一ミリメートルの約一、〇〇〇分の一程度なので、目に見えず、どこにいるのかわかりません。私たちの生活環境は実は微生物で満ち溢《あふ》れていて、たとえば土を一グラム（ほぼ一さじ）すくいあげたら、その中には約一億の微生物がいるといわれます。目に見えない微生物のおかげで、私たちの環境は、動植物の遺体や腐敗物が分解されて、新しい生命に使われる材料が提供されています。

地球上に多細胞の生命である植物が現れた約十億年前のもっと前の約三〇億〜三五億年前に、エネルギーを消費しながら自律的に増殖する単細胞の「生命」体が出現しました。この単細胞の生命は、私たちの体を構成する一つ一つの細胞と同じように、生命に必要な最低限のセットを一通り持っていました。

現在知られている地球上の生物種は、種々の推計がありますが約一七五万種（何と三分の一は昆虫です）といわれ、哺乳類はそのうち約四、五〇〇種ですが、記載されている細菌*を中心とする原核細胞種（遺伝子が核の構造体にしまわれていない種類の生物種）が約六、八〇〇種あり、その他に記載できていない原核細胞種はこの数十倍いるだろうといわれています。

細菌類のかたちは球形のものや茶筒に近い形（**図1**）、あるいはコンマのように曲がったり、螺旋形《らせんけい》にねじれたものもいます。彼らは条件が整えば、数十分に一回分裂して増えることができるので、**図2**に見るような増殖曲線を描くことができます。すなわち、その細菌に適切な温度と湿気、栄養分があれば、一晩で（二〇分ごとに二倍に増えることが十四時間続くとして）二の四二乗（約一〇兆）倍に増えます。必要な栄養分が無くなり、細菌にとり有害な最終産物が溜まると増殖できなくなるのです。

カビ様、細菌様、おいしいものをいっぱいありがとう！

加工食品は、特別なクリーンルームで作らない限り、空気、水、食品、器具に微生物が存在する条件下で作られますから、相当数の微生物が、必ず含まれることになります。しかし微生物が体内に入ったからといって健康を害することはなく、食品の規格基準（**表1**）では、食品中や乳製品中の細菌数は、かなり厳しく定められていますが、表に示されたような微生物数以内（現在の製品では基準よりも実際は相当少ない）なら問題はないのです。

発がん物質を作るカビ、あるいはO１５７

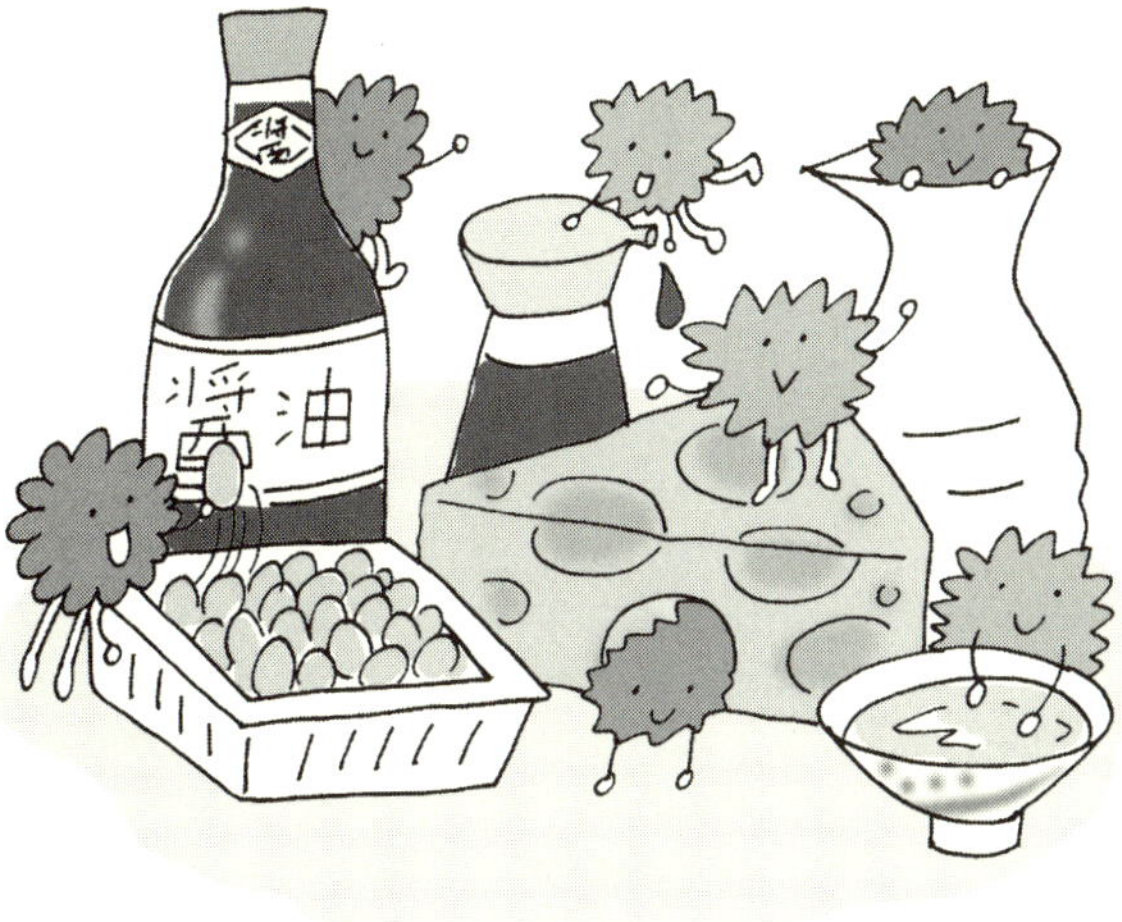

図1 乳酸桿菌のイメージ図

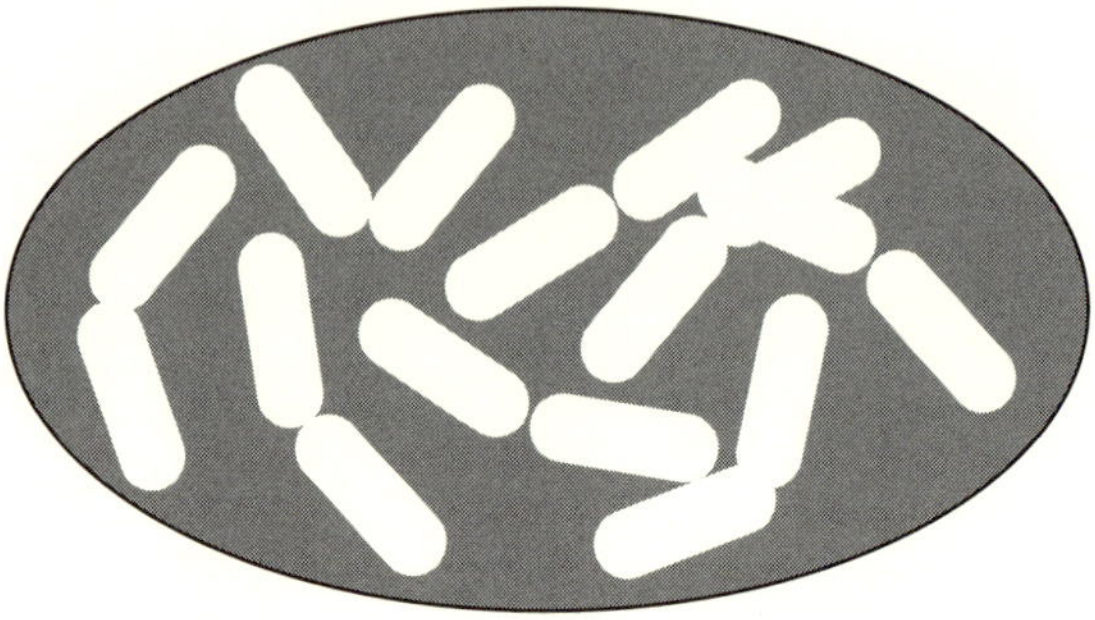

図2 微生物の増殖曲線

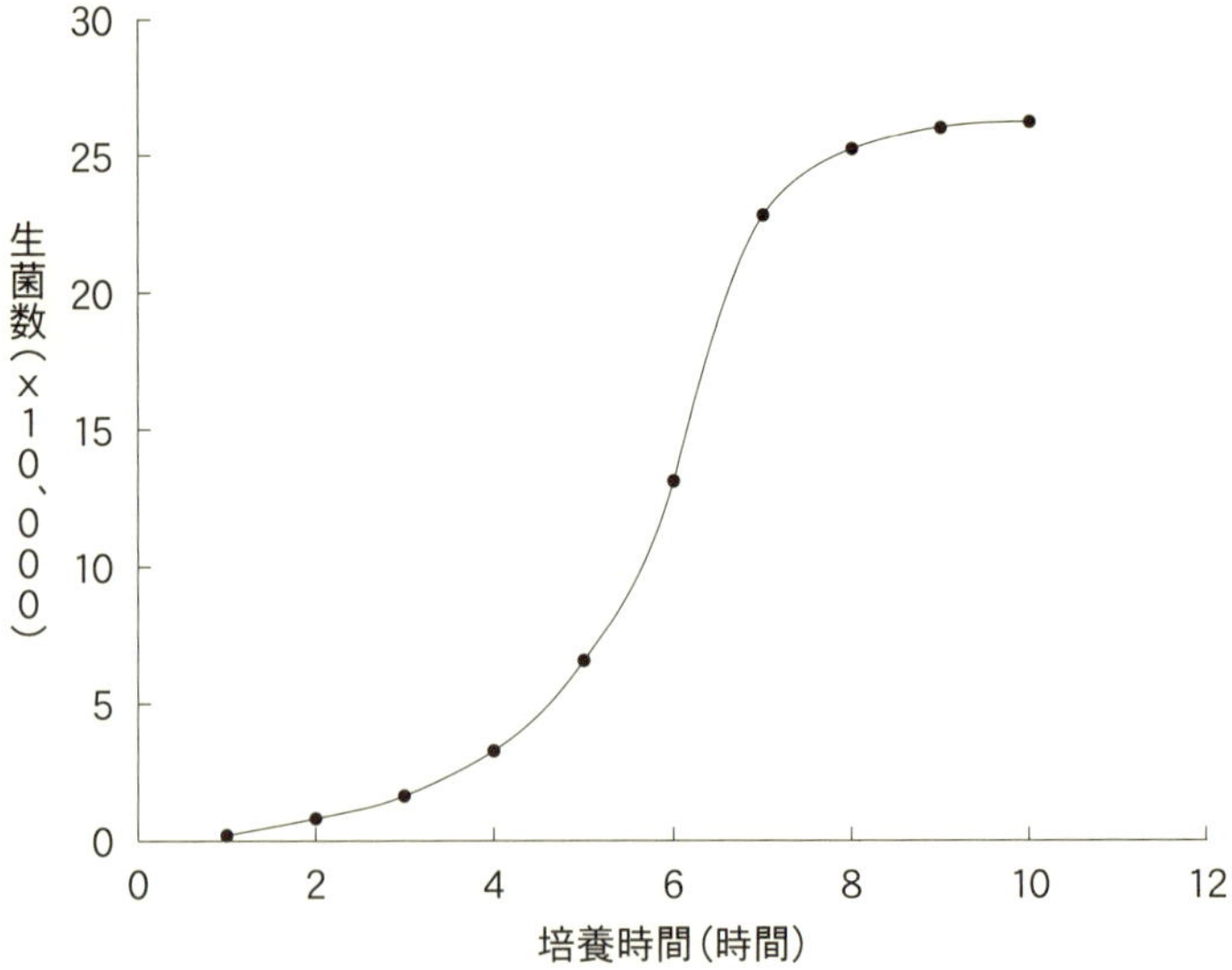

横軸は時間。縦軸は菌数を対数軸で表わした。

など強毒性を持つ食中毒菌のせいか、カビや細菌は嫌われ者の代表です。それなので、**表1**の食品中に許容される細菌数の「規格基準」は、専門家以外の人にとっては想像以上に多い数と見えるのではないでしょうか？　牛乳一ミリリットル中に五万の生菌が許されていると知ると驚きますが、これは大丈夫なのです。

私たちの周りは、実は細菌だらけなのです。私たちは昔から微生物と共存してきました。それどころか私たちの先祖は、顕微鏡も無いときに、経験と洞察力による知恵を通して、微生物の働きを知り、利用してきました。酒、醤油《しょうゆ》、納豆、チーズ、漬物など、おいしくて安全で、かつ長持ちする発酵生産物を作る技術を習得し、生活を豊かにしてきたのです**（表2）**。

これらは私たちの生活になくてはならないものばかりで、筆者も大好きな食品ばかりです。「カビ様、微生物様、おいしいものをいっぱいありがとう！」と言わずにはいられません。

抗菌グッズが微生物を強くする（？）

気候が温暖で湿度も高いわが国は、人やさまざまな生物にとって住み心地が良いだけでなく、微生物も繁殖しやすいのです。そもそも環境中のあらゆる場所にいるこれら微生物

表1 「食品、添加物等の規格基準、乳および乳製品の成分規格等に関する省令」から

食品の種類		検査項目	規格基準
牛乳・加工乳・脱脂乳		生菌数	5万以下／ml
		大腸菌群	陰性
		黄色ブドウ球菌エンテロトキシン	陰性
冷凍食品	凍結前加熱後摂取	生菌数	1.0×10^5以下／g
		大腸菌群	陰性
弁当・調理パン		生菌数	1.0×10^5以下／g
		大腸菌	陰性
		黄色ブドウ球菌	陰性

表2 微生物が織り成すさまざまな食べものと飲みもの

食　品	原　料	微生物
味噌	大豆、塩	麹カビ、酵母、乳酸菌
醤油	大豆、塩	麹カビ、酵母、乳酸菌
酒、焼酎	米、芋	麹カビ、酵母
酢	米	麹カビ、酵母、酢酸菌
納豆	大豆	納豆菌
ぬか漬、キムチ	野菜、塩	乳酸菌、酵母
パン	小麦	酵母
ヨーグルト	牛乳	乳酸菌
チーズ	牛乳	乳酸菌、カビ
ワイン	ぶどう	酵母
ビール	大麦麦芽、ホップ	酵母

を完全に排除することは不可能ですし、またその必要はまったくありません。自然環境だけではなく、驚くなかれ私たちの腸の中には約一、〇〇〇兆個もの微生物が生息していています。腸管内にはビフィズス菌や大腸菌など一〇〇種類以上が生息し、人の免疫機能の発達にも寄与しているという説があります。私たちは、自分の体内環境に微生物を住み込ませ、共存しているのです。

最近は、細菌類を毛嫌いする潔癖症の人が多いからなのでしょうか、いわゆる抗菌グッズが流行しています。子どもたちが利用する学用品などでも、抗菌グッズが人気のようです。抗菌グッズを利用することは、一見、清潔で安全に思えるかもしれませんが、そうとは限らないのです。

微生物は進化が非常に速く、彼らも生存を続けようとするので、抗菌グッズのあるところには必ず抗菌剤が効かない種類の耐性の変異菌が登場してきます。抗菌グッズが増えると、抗菌剤が効かない、すなわちより強い細菌だけが生き残ってしまう危険性も出てきます。

第二次世界大戦前に多くの若い命を奪った結核が、抗生物質の発見により戦後はほとんど治癒可能になりました。しかし、最近は病院などでの抗生物質の使い過ぎによって院内では抗生物質が効かない病原菌（耐性菌）が増えて、現在、肺炎は死亡原因の四番目におどり出ている状況です。すなわちいわゆる抗菌グッズはまったく無用なだけでなく、このような状況をお手伝いしている可能性が大きいのです。

目に見えない微生物が私たちにおいしい食べ物を提供し、環境浄化のために働いてくれていることに感謝しつつ、他方で有害微生物による危害を恐れて間違った対応をとることで、かえって有害影響を増大させる可能性があることを知っておくべきでしょう。

＊ 細菌よりもさらに小さな生命体にウイルスがある。ウイルスは自分の遺伝子とそれを包むタンパク質の被膜などのみからできているため、自分の力だけで生命体として活動できず、他の生命体に寄生してのみ増殖が可能。インフルエンザ、ＡＩＤＳ（エイズ）、口蹄疫《こうていえき》などは、ウイルスが寄生して起こす病気。

4 身体の安全がどのように守られているかも知っておきましょう

心と身体の安全の教育は十分ですか？

人々にとって、健康で長生きすることは基本的要求のひとつです。それにしては、学校で私たちが自身の身体の安全や心の安全について、教えられることが少な過ぎるのではないでしょうか？　算数や理科の知識は教えられても、毎日を元気で、また社会人の一人として生きてゆく上に必須の自分の身体や心の安全をどうしたらよいかについて考えたり、学ぶ機会があまりに少ないのが現状です。成長の過程でさまざまの問題に直面し、うろたえ、悩み、苦しむ人は大勢います。

たとえば、食の安全の仕組みがどうなっているのかをもう少し正しく理解していれば、不要な心配をして、食品を買う時に細かい表示の内容に煩わされたり、場合によって明らかな〝誤魔化《ごまか》し情報〟に騙《だま》されることもなくなると思われます。

健康食品の宣伝では「健康食品をうまく使って健康になりましょう！」などのうたい文句を見かけることがあります。通常、多くの人はその物質の働きについて詳しい知識を持ち合わせないだけでなく、自分の体調とのバランスでどの程度をとればちょうどよいのかは、わからないのではないでしょうか？　身体の仕組みを知らなければ、健康食品をじょうずに利用することは叶《かな》いません。

医薬品の場合にはある程度体内に残り、その効果を発揮してもらわねばならず、逆に、長く体内に残留し過ぎても困るので、適度な滞留時間と濃度でもっとも効果的に機能を発現するように設計されています。また、薬を飲む人の具合や体質に応じた効き方をするように、医師や薬剤師は患者の様子を聞きながら処方します。

しかし五五ページの「第Ⅰ章―7 健康食品をじょうずに利用したい人へ」に書いたように、〝いわゆる健康食品〟については、生半可の知識で量を加減し、多くの効果を期待したりして使いこなすことは難しいことです。食品としてとる場合と違って、なかには過剰摂取により病的な反応をしてしまう場合もあるので、心配な場合は医師や薬剤師の専門的なアドバイスを求めるほうがよいでしょう。

食品にもさまざまな成分が含まれていますので、もちろん身体への影響があります。しかし、食品に含まれている成分は、その量も少なく濃度も低いので、影響も緩やかです。普段の食べものについては、もちろん毎回専門家の意見を聞くまでもありません。

身体はどのように守られているのでしょう？

私たちは、一個の生物としてこの地上に生かされていて、自分で気づかないでも、微妙な仕組みが働いて、危険や疾病から守られていることもきちんと知るべきです。私たちの身体は、つねに安定した状態を保つように作られています。

たとえば、体温や脈拍は、気温が上下したり激しい運動をしたときにも、常にある範囲内に保たれ、知らない間に調節されています。このことは生体の恒常性維持機能、またはホメオスタシスと呼びます。筆者は不整脈を指摘されて循環器内科の診察や治療を受けていますが、自分の心臓が六〇年以上に渡り毎日八万回以上休みなく、正確に鼓動し続けていてくれることに感謝と驚きを禁じえません。人間の作った器械でそのように永い期間をたいした故障もせずに使えているものはありません。

食事を通して、あるものが体にとりこまれると、比較的消化されやすいタンパク質、脂肪、糖質などは、胃腸内で分解され吸収されます（食物繊維のように消化されにくいものは、素通りして体外に排泄《はいせつ》されます）。吸収された成分は門脈を経て肝臓に入り、そこで身体にとって有害な物質は、毒性の弱い物質に、あるいは体外に排泄されやすいように解毒的な代謝を受けます。水に溶けやすい形になって血液によって腎臓まで運ばれ、漉《こ》し分けられて最終的には尿中に排泄されます。

有害物質への身体の反応を知れば安心できる！

さまざまな化学物質や食中毒の原因微生物などの危害要因について知ることはとても大事で、それがこの本の主たるテーマのひとつです。と同時に、私たちの身体がそれらをどのように防御し、対応しているのかを知ることも必要です。病原菌の侵入や怪我《けが》といった外部からの刺激に対して、生体は、発熱による高体温で外来の攻撃因子を弱め、生体防衛因子を高めたり、また、流血により有害菌や毒物質を洗い流すことなどで生体防御反応が働いています。さらに、体内への微量の有害成分の侵入に対しても私たちの体は解毒機能を備えているので、一定程度までなら防御する能力があります。

生体の防御能力を超えると有害性が問題になり、この有害性が問題となる可能性の程度をリスクといいます。どのような成分でも、毒性の強さと体内に取り入れられた量の掛け合わせが問題で、量的に少量であったり毒性が弱かったりすれば実際上は問題がなく、防御機能が壊れるほど大きいと病気になるというわけです。リスクの大きさと可能性を知れば、安心して適切な対応がとれるはずです。

5 食べ物による窒息事故で亡くなる方がいる

窒息事故の死亡者は交通事故死亡者とほぼ同数

食べ物による窒息事故の死亡者が、最近は毎年四、四〇〇名前後である、と聞いて驚かない人はいないのではないでしょうか？　ふだんよく耳にする交通事故による死亡者数（事故から二四時間以内に息を引き取った人の数）は、平成二十年には五、一一五名ですから、あまり違いのない人数です。

食品安全委員会は二〇〇八年に、「食べ物による窒息事故をふせぐために」という注意喚起の呼びかけを発表しました。特に乳幼児や高齢者では食べ物による窒息がおきやすく、家庭でできる予防や応急手当を知っておくことが必要です。乳幼児で窒息が起きやすいのは、歯が生え揃《そろ》わないために食べ物を噛《か》み、すりつぶすことができなかったり、食べている最中に遊んだり泣いたりして、食べ物を喉《のど》に詰まらせてしまったりすることによるといわれます。乳幼児の場合に窒息を起こしやすい食べ物として、ナッツ類、丸いあめ、ブドウ、プチトマト、もち、ちくわ、たくあん、こんにゃく入りゼリーなどが報告されています。

食べ物による窒息事故を防ぐには、大人が子どもの様子を見て、与える食べ物や食べさせ方に気を配る必要があります。食品安全委員会が発表した内容から引用すると、

⑴　誤って気管支に入りやすいピーナッツなどは、三歳頃まで食べさせない。
⑵　急停車する可能性のある車や、揺れる飛行機の中では食べさせない。
⑶　あおむけに寝た状態や、歩きながら、遊びながら、ものを食べさせない。

(4)　食べ物を口に入れたままの会話、テレビを見ながらの食事はさせない。
(5)　年長の子どもが乳幼児に危険な食べ物を与えることがあるので、注意する。
(6)　食べ物は食べやすい大きさにして、よく噛んで食べる。
(7)　食事の際は、なるべく誰かがそばにいて注意して見ていること

などがあげられます。

食品そのものが死亡事故の原因となる事態は見逃せない

高齢者は食べ物を口から食道を経て胃に送る機能が低下し、ご飯やパンなど粘りのある食べ物を噛み砕けず、大きな塊のまま食べて喉に詰まらせて窒息する場合があります(**表**)。高齢者では、いか、たこ、きのこなど加熱しても軟らかくならない食材、硬いナッツ類、厚みのない海苔やレタス、パサパサしたパン、ふかし芋、繊維の強い青菜類などに注意すべきです。また、口の中の乾燥は噛み砕く能力の低下につながりますので、食事の際には、お茶や水などで口の中を湿らせ水分をとりながら食べるようにしましょう。もちろん、歯の喪失もかみ砕く能力を低下させます。歯周病予防や義歯の調整にも心掛けなければなりません。

子どもや高齢者を中心にコンニャク入りゼリーによる窒息事故がたびたび報告されます

表 食品による窒息の現状把握と原因分析調査

もち	168例
ご飯（おにぎり含む）	89例
パン	90例
すし（食品成分表で分類できないのでその他扱い）	41例
あめ	28例
だんご	23例
おかゆ	22例
流動食	21例
カップ入りゼリー	11例
ゼリー＋しらたき	8例

2006年に、消防本部と救命救急センターが把握した事故事例は803例（うち死亡事故443例）
厚生労働科学特別研究より

が、国民生活センターは一九九五年以降二〇〇九年末まで、死亡事故事例二二件が発生していると発表しています。二〇〇七年には、コンニャク製造業や菓子製造など関係団体は、一口タイプのコンニャク入りゼリーが、子どもや高齢者には不向きであることを表す警告マークや注意書きを袋に表示することを決定したそうです。厚生労働省は「食品衛生的に問題ない」、農林水産省は「原材料表示に問題はなく、形状は規制できない」とし、食品安全委員会は「食品による窒息事故のリスクは、単に食品又はそれに含有される物そのものの特性等のみならず、摂取する人、さらにはそれを取り巻く環境といった様々な要因から構成されています。（中略）こんにゃく入りのものを含むミニカップゼリーの一口あたり窒息事故頻度は、飴類と同程度ではないかと推測」と説明しています。

一九九五年に製造物責任法が施行される時期に、筆者らは東京都の危険性表示の検討委員会でコンニャク入りゼリー事故をとりあげていました。コンニャク入りゼリーによる死亡事故が訴訟になった際には、「消費者が注意を守らないから」「もちはどうするのか」など、さまざまな意見が出されました。しかし、食用になる製品が、食べる人の注意が必要とはいえ、その形と硬さのために、例数が多くないとしても死亡事故を発生させていることは事実です。警告表示の強化で対応するというよりも、このような種類の製品の形や性状は事故が起きないように工夫するか、製造・販売はやめてもらうしかないのではないでしょうか?

応急手当ての方法を知っておきましょう

万が一、食べ物が喉に詰まった時の応急手当てを覚えておきましょう。まず一一九番通報を誰かに頼み、ただちに以下の方法で詰まった物を除去します。

喉にものが詰まったら、意識のある場合には、左腕に子どもをうつぶせで頭を下向きにし、背中を強く五回位たたきます。一歳以上の大きな子どもの場合は、両腕を子どもの体にまわし、こぶしをおへその上の胃のあたりに当て、上の方へすばやく押しつけます。乳児は肝臓がその部位にあるので、上腹部を圧迫する方法は行ってはいけません*。

　高齢者では食べ物が口の中にたまっているのが見えれば、まず、ハンカチやガーゼなどを巻いた指で口から掻き出すことを試みます。乳幼児では、食べ物以外のもので喉を詰まらせる場合がありますが、気道を確保し救急車を呼ぶことは同じですが、窒息の原因によって対応が異なるので注意が必要です。病院に連れていく時には、何を、いつ、どれだけ飲んだか、けいれんを起こしていないか、意識ははっきりしているかをチェックし、誤飲したものの容器、袋、説明書などを持っていくと良いでしょう。医師の指示に従うのが基本ですが、とっさの場合に「中毒１１０番」で助言がもらえるかもしれません。

　コンニャクゼリーによる窒息事故に限らず、食事に際して嚥下《えんげ》機能に支障を持つ方は、間違って気道に食べ物を飲み込んでしまうことが多くあり、このことが死亡につながる危険性を知り、周りの方が食べ物の大きさ、硬さや食べ方に細やかな注意をしてあげることが、まず肝心でしょう。以下には、起きてしまった場合の問い合わせ先をあげました。乳幼児や高齢者を抱える家庭では、参考になるインターネットサイトや図書もありますので、図書館で参考書を借りるなどして普段から目を通し、事故を防ぎ、また、対応できるようにしておくとよいでしょう。

◎中毒110番
http://www.niph.go.jp/soshiki/shogai/jikoboshi/general/infomation/firstaid.html
◎つくば中毒110番（有料）電話0990-52-9899
◎大阪中毒110番（有料）電話0990-50-2499
＊食品安全委員会ホームページ：http://www.fsc.go.jp/sonota/yobou_syoku_jiko2005.pdf

6　もっとも警戒すべきは病原微生物による食中毒！

食中毒死の原因はそのほとんどが自然毒

食品の事故で、毎年、何人くらいが亡くなっていると思いますか？　**表1**は、保健所への届け出を基に厚生労働省が公表したデータからまとめた食中毒被害の人数です。食中毒発生は事件の件数でいうと二〇〇六年には一、三六九件で、患者数は二四、三〇三名（死者は四名）でした。驚くと思いますが、公式の集計データでは、食中毒による死亡者は毎年数人の範囲です。交通事故（や食品による窒息事故）で、毎年数千人が死亡しているのに比べるとたいへん少ない人数です。

ただし食中毒の場合、家庭にある食べ物で腹痛を起こしても保健所に届けない人も多く、また、患者を診た医師も、食品との関係が明らかでなければすべて届けるとは限らないので、実数はこの値より二桁くらい多いのではないかと推定されています。

集計された件数は少なめとしても、原因物質ごとの食中毒被害事件の発生割合は、ここに示した発生率から大きく外れることはないと思われます。読者の中には、全中毒被害のうち細菌とウイルスによる事件が発生率で約七九パーセントを占めるという、その比率の高さに注目された人も多いのではないでしょうか？　患者の数で見ると、ウイルスを原因とする場合が約一万一、六〇〇人（四八パーセント）で、細菌による中毒が約一万三〇〇人（四三パーセント）を占めています。

もっとも患者数の多いノロウイルスは小型球形ウイルスとも呼ばれ、重い急性胃腸炎を起こします。病因物質別の発生件数でみると、カンピロバクター（五〇九件）が多く、次いでノロウイルス（三〇三件）となっています。死亡事例を見ると、四人中の三人は自然毒（フグ毒）が原因で、残る一人は細菌中毒でした。フグ毒の場合は、許可を持たない人がフグを調理した事例があります。これらは本人や周囲の人が注意することで避けうる事例で、必ずといっていいほど毎年発生するのは、残念としかいいようがありません。

表1 原因物質別食中毒発生状況(2008年)

原因物質	全国		
	事件数(%)	患者数(%)	死者数
サルモネラ	99(7.2)	2,551(10.5)	−
黄色ブドウ球菌	58(4.2)	1,424(5.9)	−
腸炎ビブリオ	17(1.2)	168(0.7)	−
腸管出血性大腸菌	17(1.2)	115(0.5)	−
その他の病原性大腸菌	12(0.9)	501(2.1)	−
ウエルシュ菌	34(2.5)	2,088(8.6)	−
セレウス菌	21(1.5)	230(0.9)	1
カンピロバクター	509(37.2)	3,071(12.6)	−
ナグビブリオ	1(0.1)	5(0.0)	−
コレラ菌	3(0.2)	37(0.2)	−
赤痢菌	3(0.2)	131(0.5)	−
その他細菌	4(0.3)	10(0.1)	−
細菌性総数	778(56.8)	10,331(42.5)	1
ノロウイルス	303(22.1)	11,618(47.8)	−
その他のウイルス	1(0.1)	12(0.0)	−
化学物質	27(2.0)	619(2.5)	−
植物性自然毒	91(6.6)	283(1.2)	−
動物性自然毒	61(4.5)	104(0.4)	3*
その他	17(1.2)	47(0.2)	−
原因物質不明	91(6.6)	1,289(5.3)	−
合計	1,369(100.0)	24,303(100.0)	4

＊ フグ毒による死亡

　このように、食品事故というのは細菌による食中毒や自然毒が多く、心配される割合が高い添加物や農薬などを含む化学物質による事故はきわめて少なくて、これらによる発生件数は全体の二パーセントしかなく、死者はありません。

病原菌による食中毒発生の変化――最近はカンピロバクターとノロウイルスに注意

　三〇年前には腸炎ビブリオ、ブドウ球菌が原因となった中毒が多く発生し、一〇～一五年前にはサルモネラや病原性大腸菌O１５７による大規模事故がありました（図）。しかし最近では、カンピロバクターやノロウイルスによる事故が増えているという特徴があります。ノロウイルスは、カキなどの貝類のほか、感染した人の糞《ふん》便や嘔吐《おうと》物、あるいはそれらが乾燥したものから出る塵埃《じんあい》を介して経口感染します。ノロウイルスによる集団感染は学校や養護施設などで散発し、食品の製造等に従事する者、飲食店における調理従事者、家庭で調理する人を介して感染するケースが増えています。

　死者こそ出ていませんが最近増えている食中毒に、鶏肉の生食によるカンピロバクター中毒があります。発熱、腹痛、下痢、血便を伴う腸炎症状がみられ、適切な治療をすれば二～五日で回復することが多いのですが、症状が長引く場合もあります。この菌は末梢神経疾患で、運動障害を起こし下肢の筋力低下による歩行困難、顔面の神経麻痺、それに重

図　病因物質別発生件数の推移

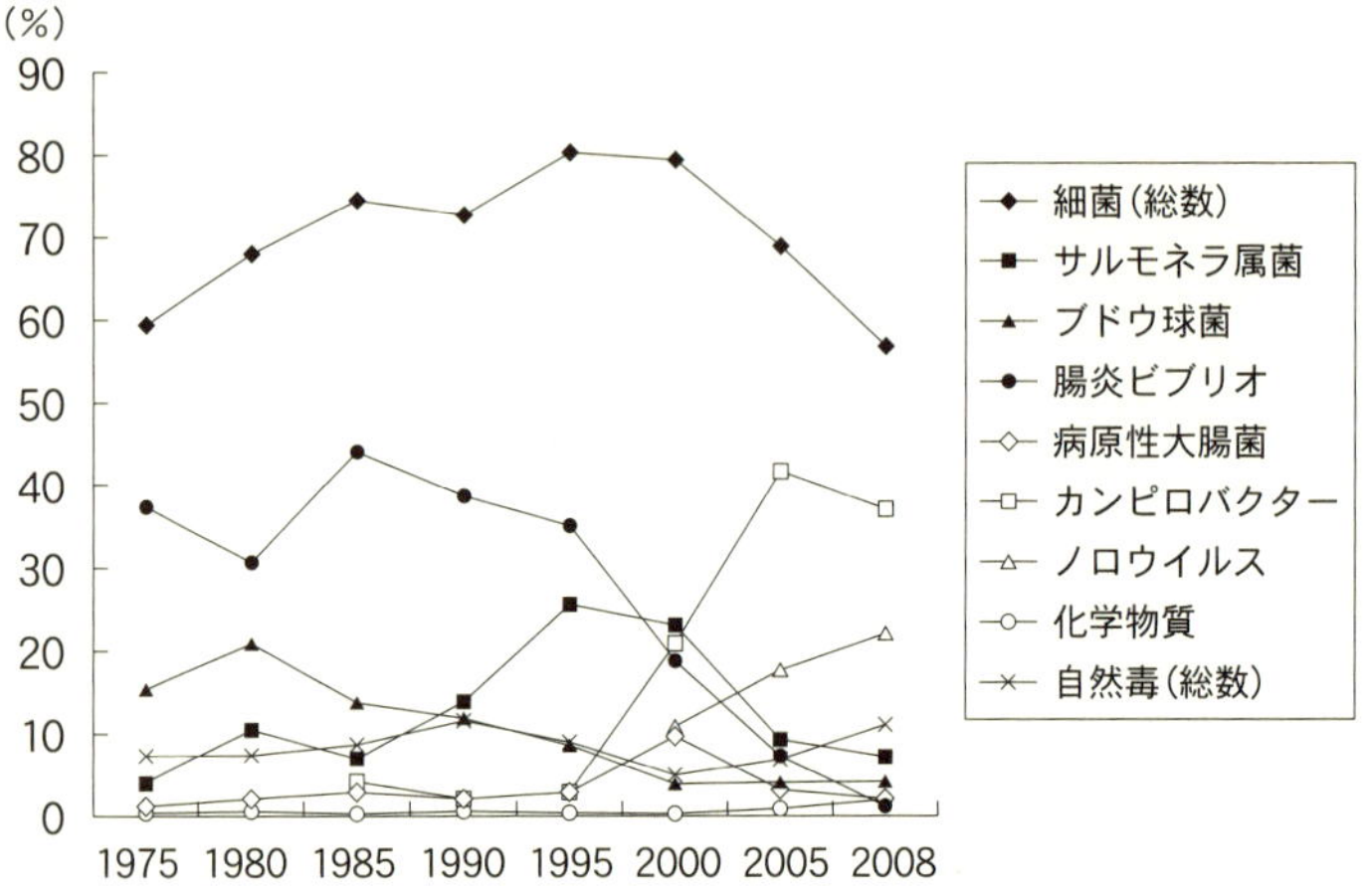

症例では呼吸筋も侵され人工呼吸器が必要となるギランバレー症候群の原因ではないかと疑われています。ギランバレー症候群は急激に発症しますが、菌が体内に侵入してから発症するまでの潜伏期間が比較的長く、一般に二〜七日間かかるのも特徴です。

　カンピロバクターは、牛、豚、鶏や、犬、猫などペットの腸管内に存在し、これら動物の排泄物《はいせつぶつ》により汚染された食品や水を介して人に感染します。この菌は低温に強くて摂氏四度でも長期間生存し、比較的少ない菌量（一〇〇個程度）で感染が成立します。鶏肉を中心に、牛レバーなど内臓の生食《なましょく》が原因で、飲食店の他にキャンプ場でバーベキューなどに用いる食材として、鶏肉が好んで用いられて発生していますが、必ず肉の中まで十分に加熱してから食べるようにしましょう。

重い食中毒――病原性大腸菌Ｏ１５７と黄色ぶどう球菌による食中毒

病原性大腸菌Ｏ１５７はベロ毒素と呼ばれる強い毒素を作る代表的な病原性大腸菌で、経口感染します。一九九六年には、大規模食中毒事件があり患者・感染者数は九、〇〇〇人以上で、一一人もの死者が出ました。

一般的には、以下の食中毒予防の基本を守ればこの菌による食中毒は必ず予防できます。

(1) できるだけ加熱調理します。菌を死滅させる温度の目安は最低七五度で一分間以上の処理ですが、家庭では温度を測りながら調理することはできないので一〇〇度を目指して調理するのが無難です。

(2) 調理後すぐに食べます。調理で細菌の大部分は死んでもこの菌は感染力が強いので一部の菌が生き残ります。ごく一部でも生き残っていれば、それが食品の保管中に再増殖して食中毒を起こすことがあり得ます。

(3) 食品ではなくまな板、ふきん、手などを介した間接的な二次汚染の可能性に注意が必要です。

(4) サラダなど非加熱のまま食べる食材では、生食用の野菜は流水でよく洗い、できる

表2 主な食中毒菌とウイルス

細菌とウイルス	汚染源	症 状	特 徴	対 策
カンピロバクター	鶏肉、牛レバー	下痢、腹痛、発熱、悪心、吐き気、嘔吐、数週間後に手足や顔面神経の麻痺呼吸困難。	潜伏期間は2～5日間で、近年中毒例が増加。	生肉を食べない中心部75℃以上1分間以上加熱、調理器具の洗浄。
サルモネラ菌	人・動物便、鶏肉卵	下痢、腹痛、悪感、発熱嘔吐、高齢者・小児死亡。	潜伏期間は約12時間。	生卵避け冷蔵、60℃15分以上加熱。
ウエルシュ菌	便、牛・鶏肉、魚介加熱調理食品	腹痛や下痢、吐き気。	潜伏期間6～18時間。嫌気性時芽胞と毒素産生。	学校給食集団発生急速解凍し調理前に加熱。
腸炎ビブリオ	海産魚介類	激しい下痢、腹痛、悪感発熱、嘔吐。	潜伏期間約12時間。増殖速い。	魚介、調理器具水洗。加熱、冷蔵。
黄色ブドウ球菌	人の手、各種食品	吐き気、嘔吐、腹痛、高齢者や人工呼吸器患者は肺炎も。	潜伏期間1～5時間。耐熱性毒素産生。耐性菌増加。	調理者は手洗い励行し、素手で握るのを避ける。
病原性大腸菌O-157	糞便に汚染された水など	下痢、溶血性尿毒症、抵抗力弱い小児・高齢者は要注意。毎年集団中毒発生(1996年8,000名規模)。	潜伏期間は1～10日。強力な毒素産生。	分別包装冷蔵。75℃1分間以上加熱給食や弁当調理時の衛生管理。
ボツリヌス菌	土壌、魚介ソーセージなど容器包装食品	嚥下・呼吸困難、発語障害など麻痺症状、唾液、汗分泌障害。致死率高く呼吸管理と抗血清が有効。	潜伏期間は18時間以内。耐熱性芽胞、嫌気性下で毒素を産生。	殺菌不十分な野菜・果物の缶詰で発生。加工段階で殺菌徹底。
ノロウイルス	魚介類、くしゃみの飛沫	嘔吐、下痢、腹痛、死亡通年発生。ワクチンなく対症療法に限られる。	集団感染しやすく中毒例は増加傾向。	調理者の衛生管理。中心部85℃以上1分間以上加熱。

だけ菌を洗い流して口に入る菌数を少なくします。

表2に示す食中毒症状が出たら、すぐに医療機関を受診してください。できれば早めに病状の変化を把握し対処するために、独自に検査できるところが望ましいです。疑わしい食品がわかっていれば、検査のために持参します。可能なら吐物や便は乾燥しないような容器にとり、持参すると参考になります。病原性大腸菌の場合には、抗菌剤投与に効果があるという説と、抗菌剤は菌を殺す結果、菌体内の毒素が一度外に放出してしまい、病状をかえって悪化させるという説とがあります。

カンピロバクター、サルモネラ、ウエルシュ菌に次いで食中毒発生原因となっているのが黄色ブドウ球菌です。人の皮膚などに普通に見られる細菌なのですが、人の体内に入ると食中毒を起こします。抗生物質で治療をすることが多いのですが、近年、抗生物質が効かないタイプが増えてきました。薬剤耐性黄色ブドウ球菌です。薬剤耐性菌は、薬剤の使用が多い病院に多く見られ、入院中の患者に感染して広がる院内感染菌として知られています。免疫力が低下した患者には、日和見感染*1により重大な結果をもたらします。

調理者や器具からの間接的な二次感染を防止しましょう

表1に見られる主な食中毒菌とウイルスについて、感染源、症状、中毒の特徴、対策を

表2にまとめました。事件や患者数の多いノロウイルスによる食中毒を防ぐには、次のことに注意してください。

(1)　子どもやお年寄りなど抵抗力の弱い人用の食品は（たとえば「生食用カキ」であっても）中心部までしっかり加熱します。

(2)　食品の取扱者や調理器具からの二次汚染を防止します。大量調理施設の食品取扱者がノロウイルスに感染すると大規模な食中毒となる可能性がありますので、調理施設における二次感染の予防はきわめて重要です。

飲食業に従事する人や家庭や施設で食事を提供する人は、調理を行う前やトイレに行った後には、必ず手洗いを実践してください。下痢などの患者さんの汚物処理やオムツ交換等を、手袋をして直接触れないようにして行った後でも、手洗いは絶対に必要です。爪《つめ》は短く切る、調理時には指輪をはずす、石けんを十分に泡立て手指を洗浄する、すすぎは流水で十分に行い、清潔なタオルまたはペーパータオルでていねいに拭き取ることなどを励行してください。

調理器具は洗剤などを使用して十分に洗浄した後、次亜塩素酸ナトリウムの溶液に浸して拭くことでウイルスを死滅させることができます。ただし、次亜塩素酸ナトリウムを含む漂白剤は腐食性が強力で失明の危険もあるため、目に入ったり皮膚に触れないようにしないように注意しなければなりません。まな板、包丁、へら、食器、ふきん、タオル等は熱湯（八五度以上）で一分以上の加熱が有効です。

食中毒予防には、食中毒の原因となる物質を食品に「付けない（汚染させない）」「増やさない」「無くす（殺す）」という三原則があります。これを忠実に実践することがとても大切です。

＊1　日和見感染　健康な人では感染症を起こさないような、弱毒微生物などが原因で発症する感染症。

7　過度なダイエットはナチス占領下の飢餓状況と同じ？

高校生女子の約九割にやせ願望

「若さと美貌《びぼう》よ、永遠に！」という願いは古来人々の共通の願いでした。
自分の健康を維持し改善することに気を配るのは、当然のことです。若い女性に人気のある雑誌や広告でスリムな女性がもてはやされていますが、厚生労働省が医療費の増加を抑制するため、五年ほど前から「メタボリックシンドローム（通称・メタボ症候群）」という言葉を宣伝し、内臓脂肪関連の肥満がさまざまな疾病につながると指摘したことも、若い人に限らず最近の日本人のダイエット指向に一役買っていると思われます。

実際に、「平成十九年国民健康・栄養調査」によりますと、二〇歳代女性のやせ（ＢＭＩ〔Body Mass Index〕で一八・五以下[*1]）の人が二五・五パーセントもいることがわかりました。ＯＥＣＤ[*2]のHealth Dataで年ごとの変化を見ますと、先進諸国では各年代で一様に肥満傾向が進行していますが、日本の女性だけが逆の傾向を示しています。

日本人は、米国人に比べて肥満の人はそれほど多くないにもかかわらず、若い女性を中心にスリム指向が強く、驚くべきことに日本学校保健会の調査（二〇〇六年度）によりますと高校生女子の八九パーセントが「やせたい」と思い、実際に四二パーセントが食事制限などのダイエットを実行したということです。

図1、2に見るように二〇歳代から四〇歳代までの女性のみに、やせの割合が顕著に増加しています。先進国の中で唯一、日本のどちらかというと若い女性が特異的に〝やせ傾向〟にあります。多くの若い女性がダイエットに走るのは、女性誌を飾る極端にスリムなファッションモデルにあこがれるのかもしれません。また、本人の意向と別に、周囲や仲

図1 日本人の体格の変化(BMIの推移)

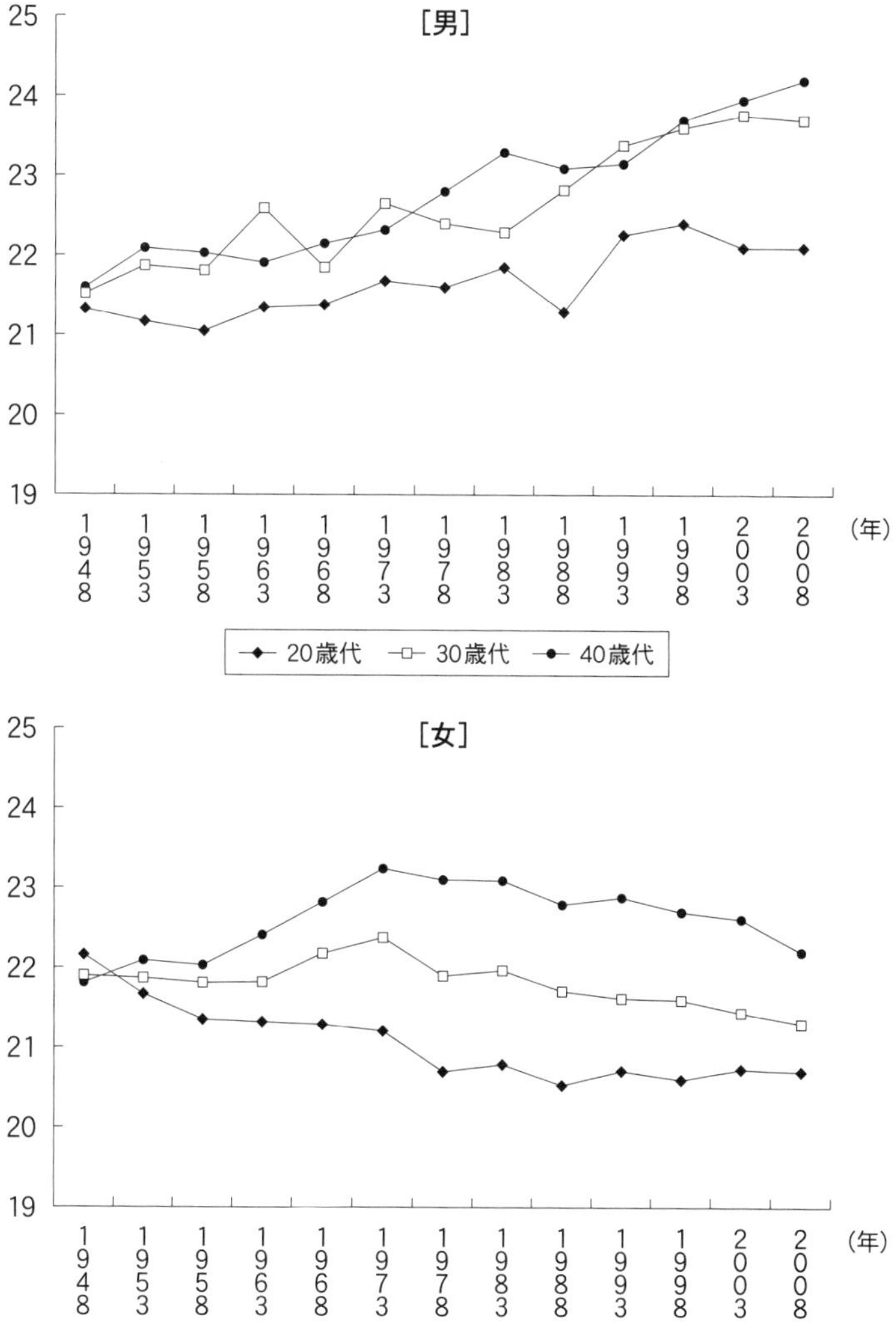

間の評判が彼女たちの選択を支配する要因になっている可能性もあります。このため欧米では、ファッションモデルのＢＭＩ＊¹（やせ型）規制をしている国もあります。

ＢＭＩをどこまで信頼する？

肥満度の判定には、さまざまな基準の取り方がありますが、日本肥満学会肥満症診断基準検討委員会（二〇〇〇年）ではＢＭＩ＊¹による目安を示しています。しかしＢＭＩでは筋肉質や、身長が小さめの人では大きめの値になる可能性があります。

世界保健機関（ＷＨＯ）では、ＢＭＩ二五以上三〇未満は肥満予備群とし、以後、ＢＭＩが五増加するごとに肥満クラス一、二、三と分類しています。これに対して正確な測定には困難を伴いますが、体脂肪率を用いて男性では一五〜一九パーセント、女性では二〇〜二五パーセントを適正として、これを下回ると低脂肪、上回ると肥満とする方法があります。体脂肪率を用いれば、いわゆる〝隠れ肥満〟がつかめ、筋肉質か脂肪過多かがわかります。最近は体脂肪率を計れる体重計も出ていますが、誤差が出やすく参考程度にしかなりません。近年は体脂肪計（体組織計）が普及しはじめ、これを利用し内臓脂肪レベルを測定することも増えてきました。

日本肥満学会は一九九八年に厚生省（当時）の協力を得て、参加施設一五集団、三〇〜

図2 肥満者の占める割合の国別比較

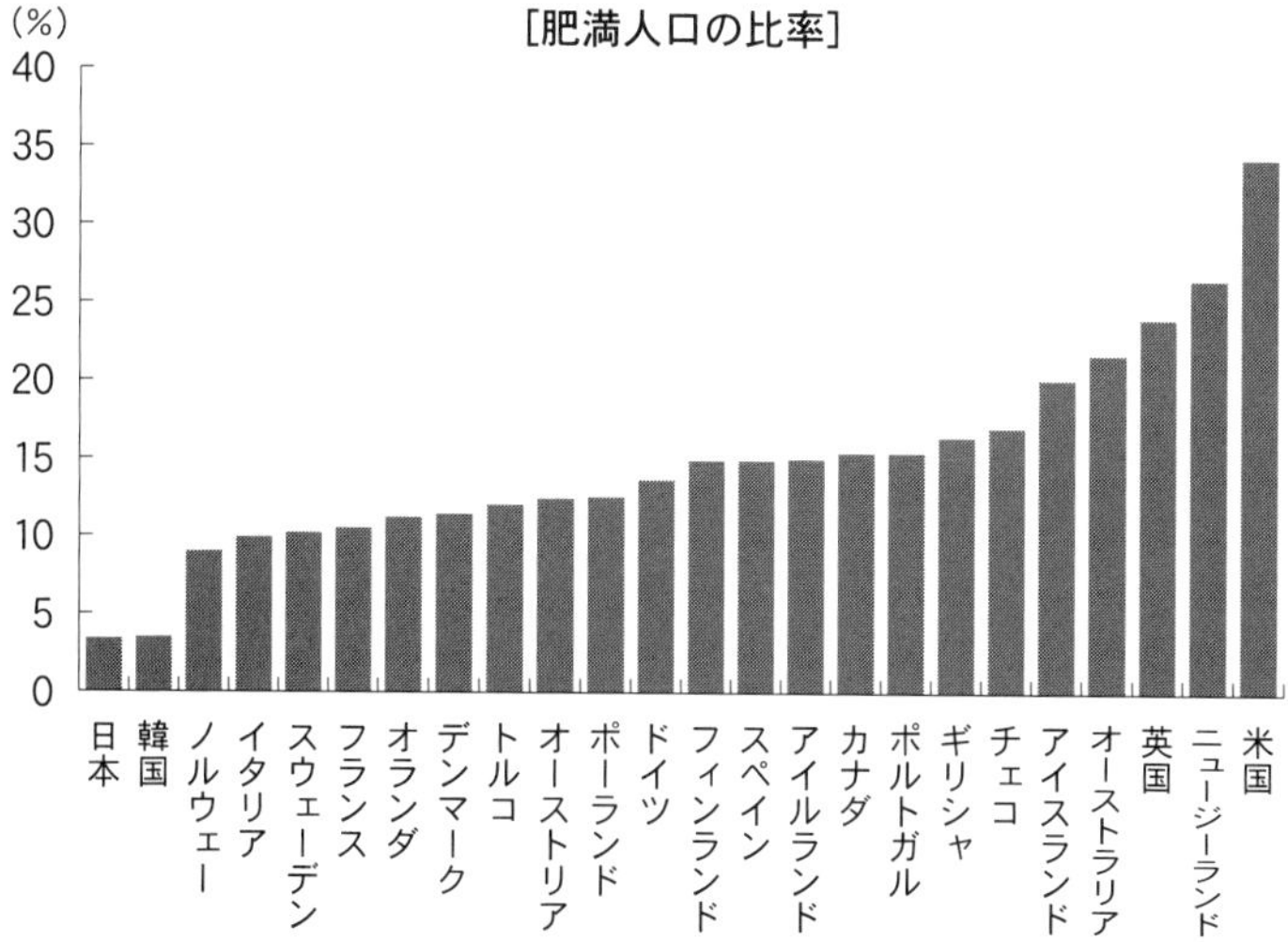

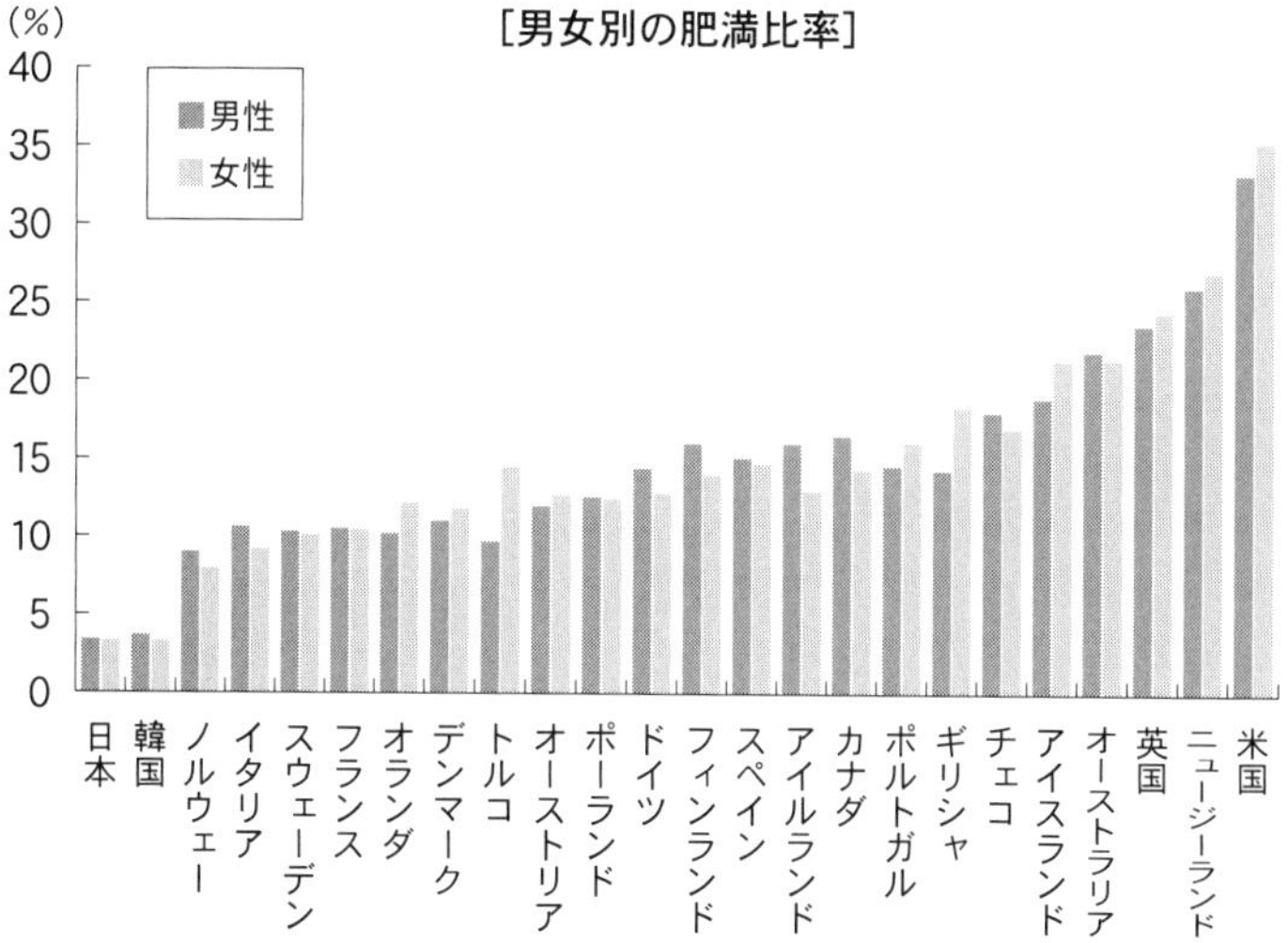

七九歳の成人（約一五万人）を対象として高血圧症、高脂血症（高中性脂肪血症、低ＨＤＬコレステロール血症、高コレステロール血症）、糖尿病の各疾患合併とＢＭＩによる肥満の程度との関連を検討しました。その結果、生活習慣病のなりやすさは、日本肥満学会が標準体重に相当すると決めたＢＭＩ二二の場合を一とすると、それに対して、高血圧、高中性脂肪血症、低ＨＤＬコレステロール血症はＢＭＩ二五では、高血糖（糖尿病）はＢＭＩ二七では、高総コレステロール血症はＢＭＩ二九近辺で、それぞれ二倍に危険度が高くなると報告されました。「第Ⅱ章—8　隠れメタボの危険性」の項（一一八ページ）も参照してください。

「やせ過ぎ」の母親から生まれた子どもは不健康に

太り過ぎずに健康でいることがみなの願いであることは間違いないのですが、日本の若い女性の場合は明らかに行き過ぎで、ここには深い落とし穴が待っています。

過度のダイエットのために、朝食を抜いたり便秘薬を使うなどして不健康な身体になってしまったり、神経性の摂食障害に陥ってしまう人さえあります。さらには、ネット上で売られる危険な〝やせ薬〟——体を不健康にするモノを薬と呼ぶのはおかしいですが——に手を出して死亡に至ったケースもあります。

「やせ」というのは、生体にとっては飢餓の状態ということができます。妊娠中の母親がやせ過ぎますと、胎児は飢餓状況を察知して発育のスイッチを切り替えると考えられ、やせ過ぎの母胎から生まれた子は、生後に過度の肥満になる可能性を、京都大学医学部の由良茂夫《ゆらしげお》博士がマウスを使った実験結果から報告しています。

これは「胎児プログラミング」といわれますが、人でも、第二次世界大戦時のナチス占領下のオランダで、飢餓状態の母親から生まれた子どもに、生まれつきの白内障や知能の発達障害、先天性奇形が多発し、思春期以降の死亡率の上昇が見られたという報告から明らかにされています。

飽食の時代にある日本の若い女性たちが、自らをナチス占領下の飢餓と似たような状態に陥れているのは、皮肉なことです。

＊1　ＢＭＩ＝体重(kg)÷身長(m)÷身長(m)
・18.5未満なら低体重
・18.5以上25未満なら正常
・25以上30未満なら肥満（1度）
・30以上35未満なら肥満（2度）

・35以上40未満なら肥満（3度）
・40以上なら肥満（4度）

＊2　ＯＥＣＤ　Organization for Economic Co-operation and Development　経済協力開発機構。

8—隠れメタボの危険性

なぜ「メタボ」が言われるようになったのか？

わが国は平均余命が世界のトップクラスとなり、寿命が延びる中で死亡原因では、がん、脳卒中、心臓病など、中高年になり発症する疾病の比率が高くなっています。これら疾患は、加齢とともに急激に増加するので一九五〇年代後半以後、成人病と呼ばれるようになりました。一九九七年頃からは、これら主要死因の背景に、糖尿病・脂質異常症・高血圧・高尿酸血症といった生活習慣に深くかかわる疾病があり、生活習慣を変えることで疾病の危険度を下げることが可能であるという認識を伝えようと、「生活習慣病」という呼び名が広められました。

生活習慣病の中でも、内臓脂肪蓄積型肥満、脂質代謝異常、高血圧、糖代謝異常の四つは、とくに「メタボリックシンドローム」と呼ばれ、これらの要素が複数合併すると、それぞれが軽症でも動脈硬化が加速され、心筋梗塞《こうそく》や脳梗塞の危険度が高まってきます。また肥満がこれら疾患の危険度を高めるため、肥満、動脈硬化、糖尿病、高血圧、循環器などの関連八学会が日本におけるメタボリックシンドロームの診断基準をまとめ、二〇〇五年四月に公表しました。

すなわち健康障害にかかわる内臓脂肪の面積（男女とも一〇〇平方センチメートル以上）に対応する値として、男性では腹囲八五センチ以上、女性では九〇センチ以上（通称「メタボ腹」）というわかりやすい線引きに加えて、次のA・B・Cのうち二項目を満たすときとされました。

A．脂質異常……血液一〇〇ミリリットル中の中性脂肪一五〇ミリグラム以上あるいは
　HDLコレステロール四〇ミリグラム未満[*1]

B．血圧異常……最高血圧一三〇mmHg以上あるいは最低血圧八五mmHg以上[*2]

C．糖代謝異常……空腹時血糖値が血液一〇〇ミリリットル中一一〇ミリグラム以上

「メタボ腹」でなければ安心してよいですか？

しかしこの腹囲基準は、心筋梗塞や脳卒中の発症との関係を直接調べていたわけでないため、その医学的な信頼性を疑う専門家も少なくありませんでした。また、男性の腹囲基準の数値が女性より小さいのは日本だけで、その上、男性の腹囲八五センチメートルという基準は、日本人男性の平均に近く、健康な男性でも基準に該当する恐れが大きいと指摘されました。

さらに二〇一〇年には、厚生労働省の調査結果から、高血圧、高血糖、脂質異常などの危険要因を同時に抱えた人は、腹囲が「メタボ腹」基準でなくても、心筋梗塞や脳卒中を起こす危険性が高いという報告がなされました（**図1**）。高血圧や高血糖といった生活習慣病の危険要因を同時に持つと、やせている人の方が太っている人より、心筋梗塞や脳卒中を起こす危険が高く、「隠れメタボ」の方が「メタボ」より危険性が高いことになります。女性の発症者の半数以上は、前掲の腹囲基準以下でした。このため腹囲基準の数値も、女性では八〇センチメートル以上とこれまでより厳しく、男性では八七センチメートル以上との見直しが示唆されています。いずれにせよ、腹囲が大きくても、そうでなくても、血圧や血糖値などで異常が重なれば、心筋梗塞や脳卒中を起こす危険度が高まることがわかり、やせていて血圧や血糖値が高い人はとりわけ日本に多く、死亡リスクも高いことが指摘され、海外では昨年十月、国際糖尿病連合などが「腹囲を必須条件としない」とする世界的な統一基準をつくりました。

ＢＭＩと腹囲だけでなく、他の検査値を見て医師に相談する

ＢＭＩは正常値と安心せず、やせていても血圧や、血糖値、体脂肪率、中性脂肪が多かったり、ＨＤＬ*1（善玉）コレステロールが低い人は、メタボ対策をしていく必要があります。米国では、異常な肥満傾向から彼らの不適切な食生活が裏付けられていますが、日本人は肥満がずっと少ないとはいえ、「隠れメタボ」のリスクがあることは先に指摘したとおりです（**図1**）。筆者が大学に在職していたとき、昼食は毎日学生と一緒に生協で食べていましたが、女性の学生の中にはお昼のご飯を控えても、お昼の帰りにはお菓子を毎日あれこれ買い求める人もいたので、栄養バランスに気をつけてと注意しましたが、皆さんはいかがでしょうか？　特に次のことに思い当たる方は注意をしましょう。

＊　若い頃（男二〇歳。女一八歳）と比べて五キロ以上重い。
＊　お腹の出っぱりや、たるみがあり、腹囲が身長の半分以上である。
＊　ストレスが多い。

図1 日米英の肥満比率の経年変化

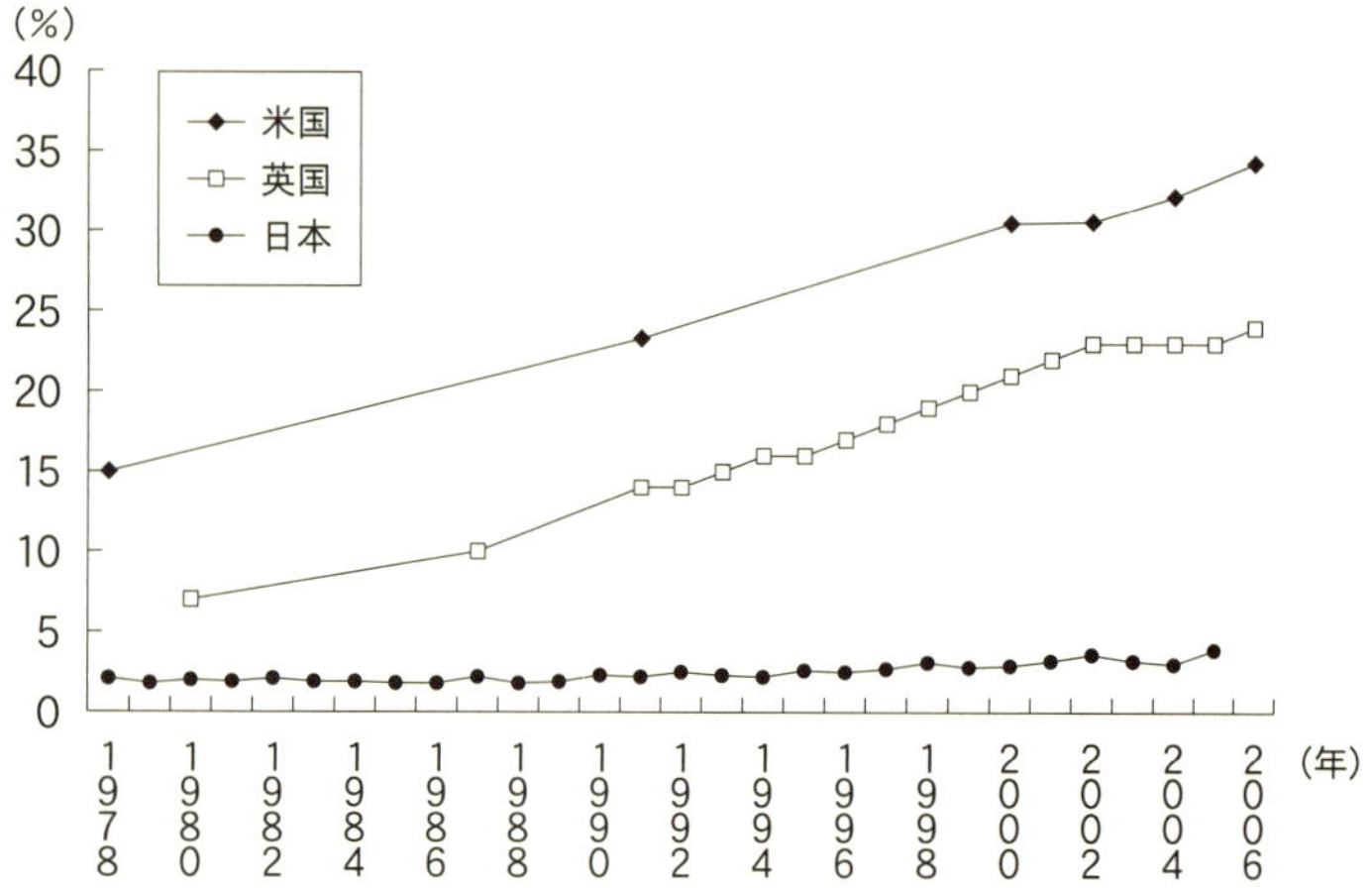

＊ 朝食抜きや減らして、お菓子を食べる。間食が多い。タバコを吸う。

＊ 野菜が嫌い。着やせする。

現代人の病い——糖尿病は他の死因の危険度を高める

糖尿病をもった人の死因の内訳をみると、血管障害が四割近くで、がん死を抜いています（**図2**）。つまり、糖尿病になった人の半数近くが、心筋梗塞などの虚血性心疾患や脳梗塞で落命していますが、これらの人の死因は糖尿病として計上されません。二〇〇八年の糖尿病自体による死亡数は、一万四、四四六人（男性七、六一一人、女性六、八三五人）で前年より微増しました。しかし、この数値には糖尿病によって発症頻度が高くなる心疾

図2 糖尿病罹患《りかん》の危険

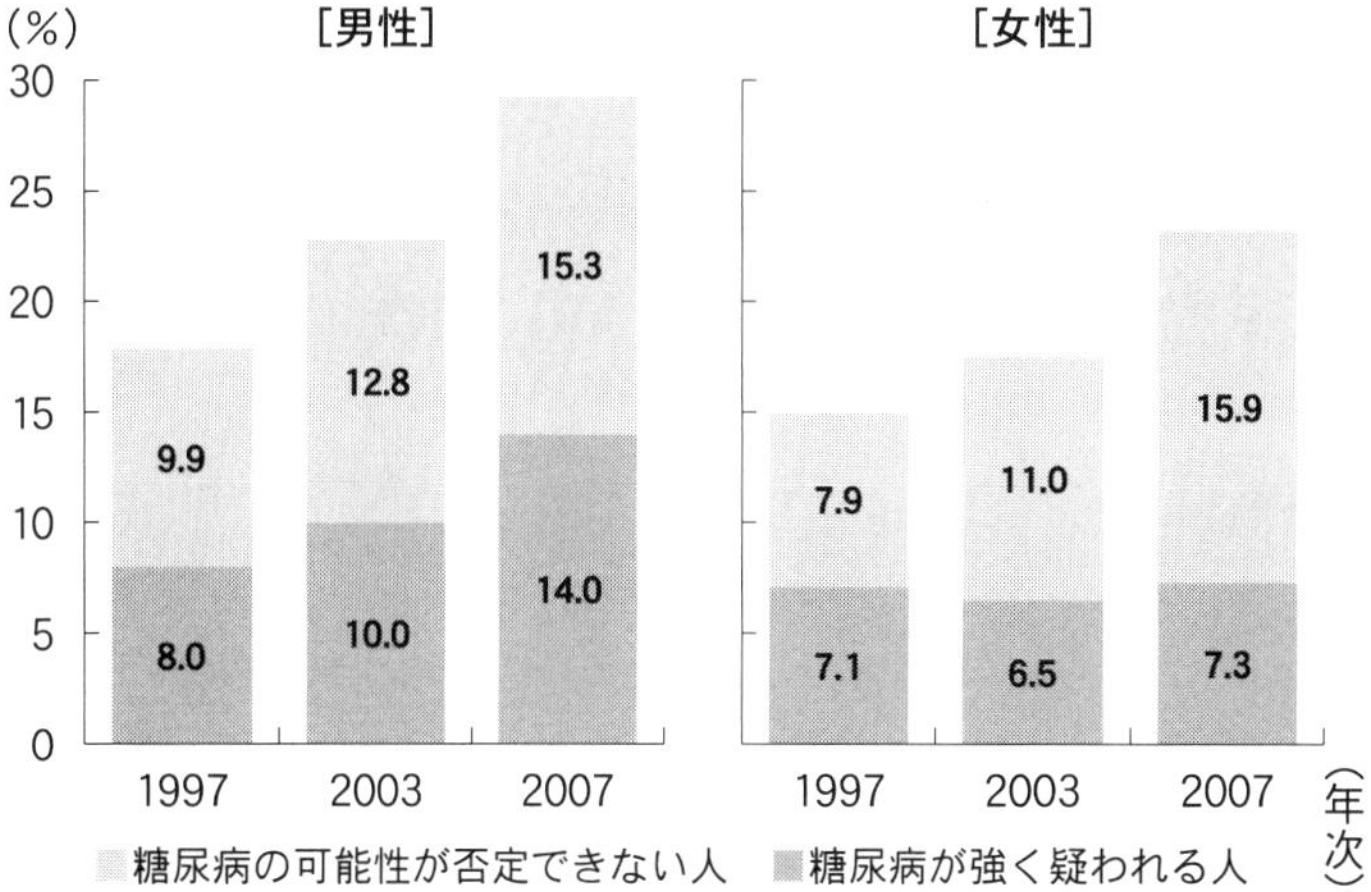

患や脳血管疾患などの死亡数は含まれません。最近は糖尿病のリスクを持つ人が増加していて、このことが主要な死亡原因の危険度を高める重要な背景となっていることに注意を払う必要があるわけです。

厚生労働省は科学的なデータに基づく健康推進対策として「健康日本21」という取り組みを進めています。これによると、七割の人が生活習慣の改善に運動が必要です。二〇〇七年一月の東京都調査では男性の二割が肥満で、糖尿病も増加しています。

国民健康・栄養調査からの警告

二〇〇七年の国民健康・栄養調査では、当時わが国で糖尿病が強く疑われる人は約八九〇万人、糖尿病の可能性が否定できない人は約一、三二〇万人の合計約二、二一〇万人もいて、全国民の中でその人たちの比率は年毎に急速に増えています（**図2**）。同じ調査結果から見ると、四〇～七四歳の男性の二人に一人、女性の五人に一人が、メタボリックシンドローム（内臓脂肪症候群）が強く疑われる、または予備群と考えられるということです。

一方、ふだんの生活でストレスを感じている人は、男性で七七パーセント、女性で八四パーセント（二〇〇二年の国民栄養調査）です。ストレスを感じているときに体重が増える（太る）のは、男性より女性に多く（二・五倍）、体重が減る（やせる）女性は、男性の一・三倍程度います。また日常生活における歩数の平均値は、男性で七、三二一歩、女性で六、二六七歩となっていて、「健康日本21」の目標値である男性九、二〇〇歩、女性八、三〇〇歩に達していません。糖尿病の予防にも、またメタボリックシンドロームの予防でも、正しい食生活と運動習慣が効果のあることが知られており、私たちは特にこのことに気をつける必要があります。

＊1　善玉コレステロールと呼ばれ、血管壁に付着したコレステロールを回収する働きがある。
＊2　血管の単位で、血圧の測定を水銀（Hg）柱の高さミリメートル（mm）で測った値。

9 たちまちキレイにやせるってありですか？

「たった数日間でキレイにやせられる」なんて本当ですか？

健康と長寿（と美容！）の実現には、食習慣の改善と日常生活に運動習慣を取り入れることが基本ですが、なかなか簡単ではありません。楽にこの目的が達成できるならこんなに素晴らしいことはありません。そこで登場するのがサプリメントやいわゆる健康食品です。栄養剤として古くから知られているビタミン類は、その作用と実体の研究から効能がよくわかっています。しかし、サプリメントの中には必ずしも、作用と使われる食品成分実体の関係が明らかでないものもたくさんあります。

他方、〝いわゆる健康食品〟の中では「たった数日間でキレイにやせられる！ ミラクルｘｘｘ」など、一見、なんの負担もなく気軽に実行でき、効果も期待できそうな宣伝をしているものがあります。この〝いわゆる健康食品〟の愛用者として有名人がテレビや新聞の広告に出ているから、あるいは親しい友人が効くと勧めてくれたから、などの理由で利用し始める人も少なくないのではないでしょうか？（図1）

厚生労働省が認可（現在は消費者庁が表示を許可）して、生理的な特定の保健の目的が期待できることを表示した食品が「特定保健用食品」（トクホ）です。「トクホ」は血圧、血中のコレステロールを正常に保つことを助けたり、おなかの調子を整えるのに役立つなど、特定の保健の目的で摂取する場合に、科学的な根拠が蓄積されている成分について規格基準を定めて、規格基準に適合するか否かの審査を行って許可するものです（図2）。

しかし、〝いわゆる健康食品〟の多くは天然物のエキスや濃縮品であり、品質や純度は医薬品と違って均一とはいえませんし、その効能は科学的なデータに基づいた厳密な審査を受けているわけではありません。医薬品ではありませんから摂取する人が医師の指示に従うことはないので、症状や体調によって効き方に数十倍の開きが出たり、まったく効果が出ないということもありえます。効果・効能は、使用者の主観による面もあるので「それでもいい」という人がいるかもしれませんが、安全性についてはそれではいけません。

安全性が確かめられていなければ、使用者に重大な被害を与える可能性があるからです。このことは、「トクホ」であっても他の食品であっても同じです。それにもかかわらず、サプリメントや〝いわゆる健康食品〟の安全性に関しての現状は、はなはだ心許《こころもと》ないといわざるを得ません。食品安全委員会が評価したり、厚生労働省が認可したりしたものを除いては、安全性に関する科学的根拠は、現時点では公的にはノーチェックの状態で提供さ

図1 健康食品を利用する目的は何ですか？

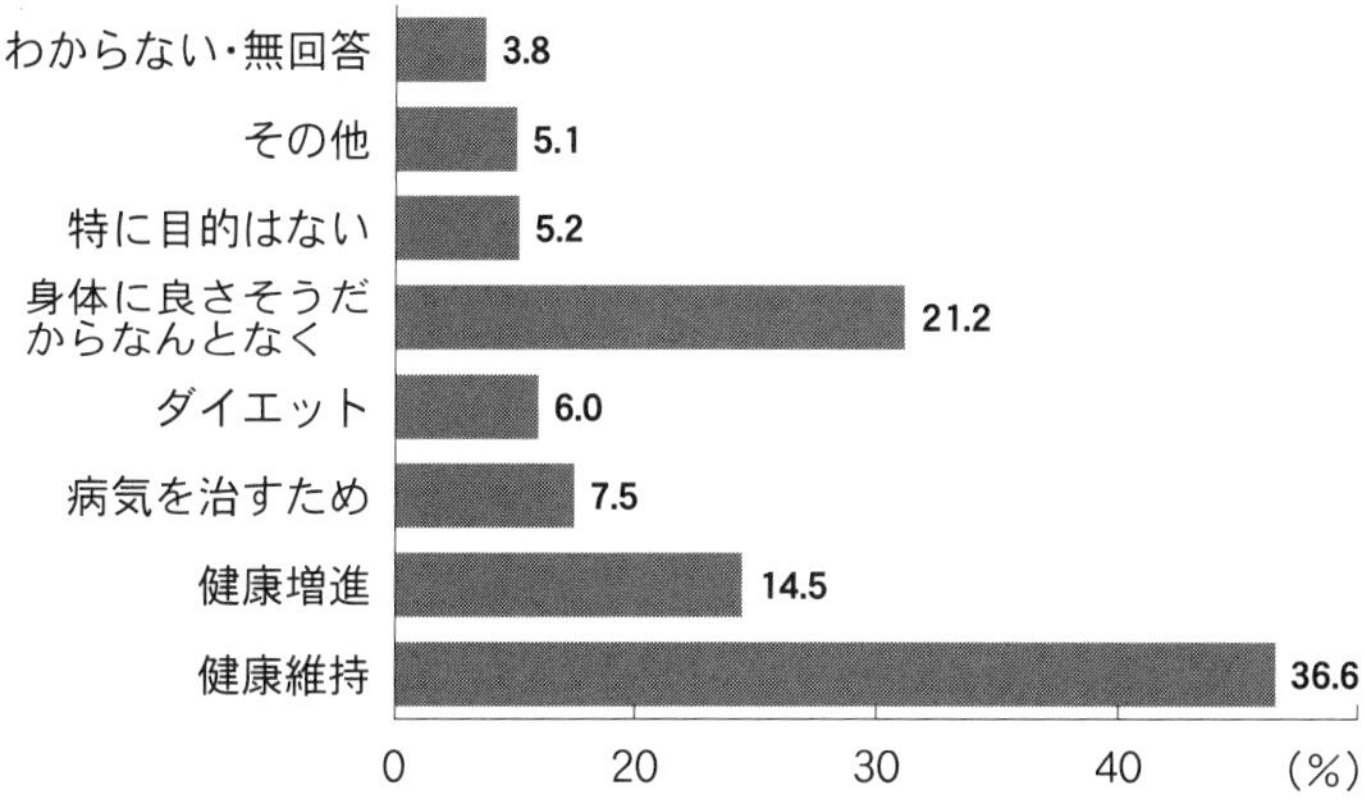

（東北6県の20歳以上の消費者1,000人に対する電話調査より）
資料：2006年12月1日河北新報社・東北大学による健康食品に関する世論調査の結果。

図2「健康食品」について（参考）

「健康食品」の法律上の定義はなく、広く健康の保持増進に資する食品として販売・利用されるもの全般を指していると考えられるが、本検討会の報告書においては、これらの食品から個別に有効性や安全性に関する国の審査が行われている特定保健用食品を除いたものを対象とする。

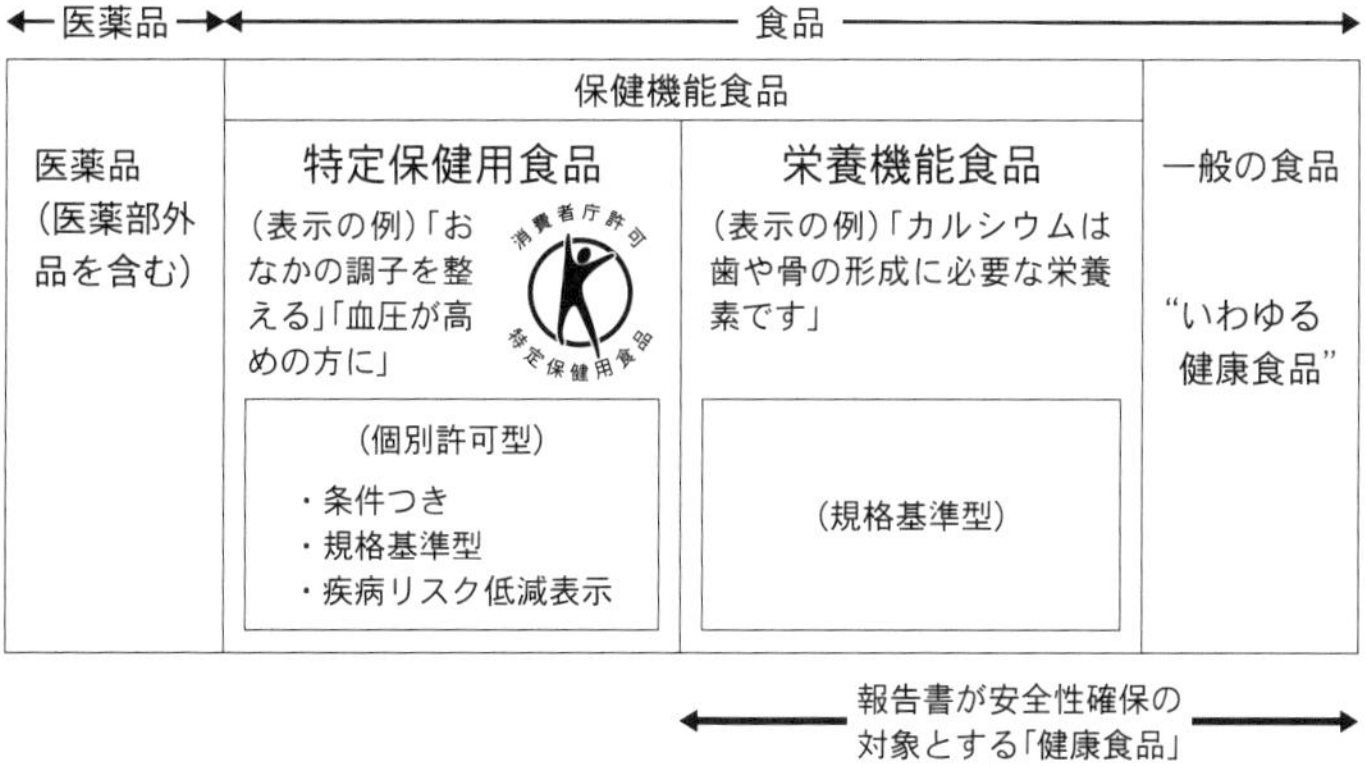

れています。

「トクホ」をめぐる最近の事件

二〇〇九年九月に発足した消費者庁は、食品安全関係で厚生労働省から移管された健康増進法（栄養改善法に替わるものとして二〇〇二年に制定）を管轄することになりました。この法律で「特定保健用食品」と認められたクッキングオイルに安全性が疑われる物質が検出されたとして、一時販売を自粛するというメーカーの発表が、同年九月一六日付で消費者庁ホームページに掲載されました。このクッキングオイルはその成分として、通常の三つではなくて二つの脂肪酸がグリセロールに結合したジアシルグリセロール（ＤＡＧ）を主成分としており、脂肪酸の摂取が少なくなるとして特定保健用食品の認可を受けたものです。厚生労働省からは食品安全委員会に対して、この高濃度にＤＡＧを含む食品の安全性について諮問されていました。

ところが、二〇〇九年七月末にＤＡＧ製造の際の副産物として、発がんの危険性が疑われるグリシドールという化合物の脂肪酸エステルが一般の食用油に比べると高濃度で検出されるということが見つかりました。厚生労働省は食品安全委員会の検討結果を受けて九月始めにメーカーに対して、グリシドール脂肪酸エステルの濃度を一般の食用油なみに下げるように指示し、今回のメーカーと消費者庁の発表に至ったわけです。これまで厚生労働省の諮問に対して、食品安全委員会が答えるという仕組みだったのが、新たに消費者庁が加わり、食品安全分野の専門家をほとんど持たない消費者庁が食品安全関係の初仕事を、どう進めてゆくかが注目されました。グリシドール脂肪酸エステルが体内で分解して、どの程度グリシドールができ、実際に発がんに結びつく可能性があるか、まだデータが十分なく不明な状況です。そもそも想定される脂肪酸の摂取量の低減もごくわずかと考えられ、発がん危険性についてデータがそろった結果、八三ページに記した焼け焦げ中の発がん物質程度として毒性の強さと摂取量の関係からほとんど問題がないという結論になることもありえます。

要は、「トクホ」は「特に安全な食品」だと思って買っている人がおられるかもしれませんが、「トクホ」についてあらためて食品添加物並みにすべての面からの、厳しい安全性審査はありません。

〝いわゆる健康食品〟で病気になることも少なくない

種々の名前でインターネット上で宣伝され、中国から不法に輸入されたダイエット茶には、日本では承認されていないフェンフルラミンのN‐ニトロソ体という化合物が含まれ

図3 健康食品の販売方法(売上高の高いもの3つまで回答)

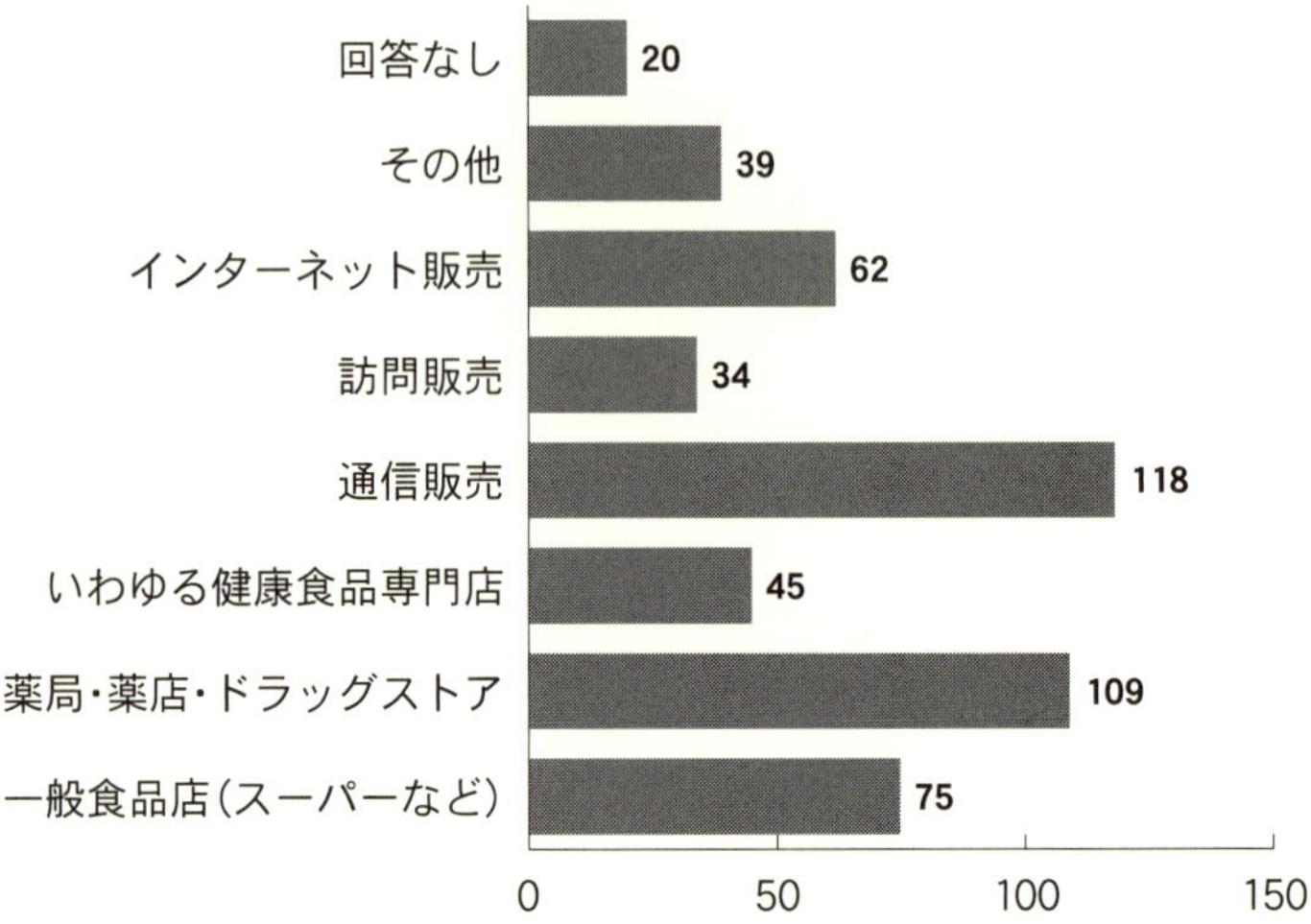

「食品機能と健康に関するアンケート」(食品機能と健康ビジョン研究会、2009年)

図4 情報を何から得ていますか?

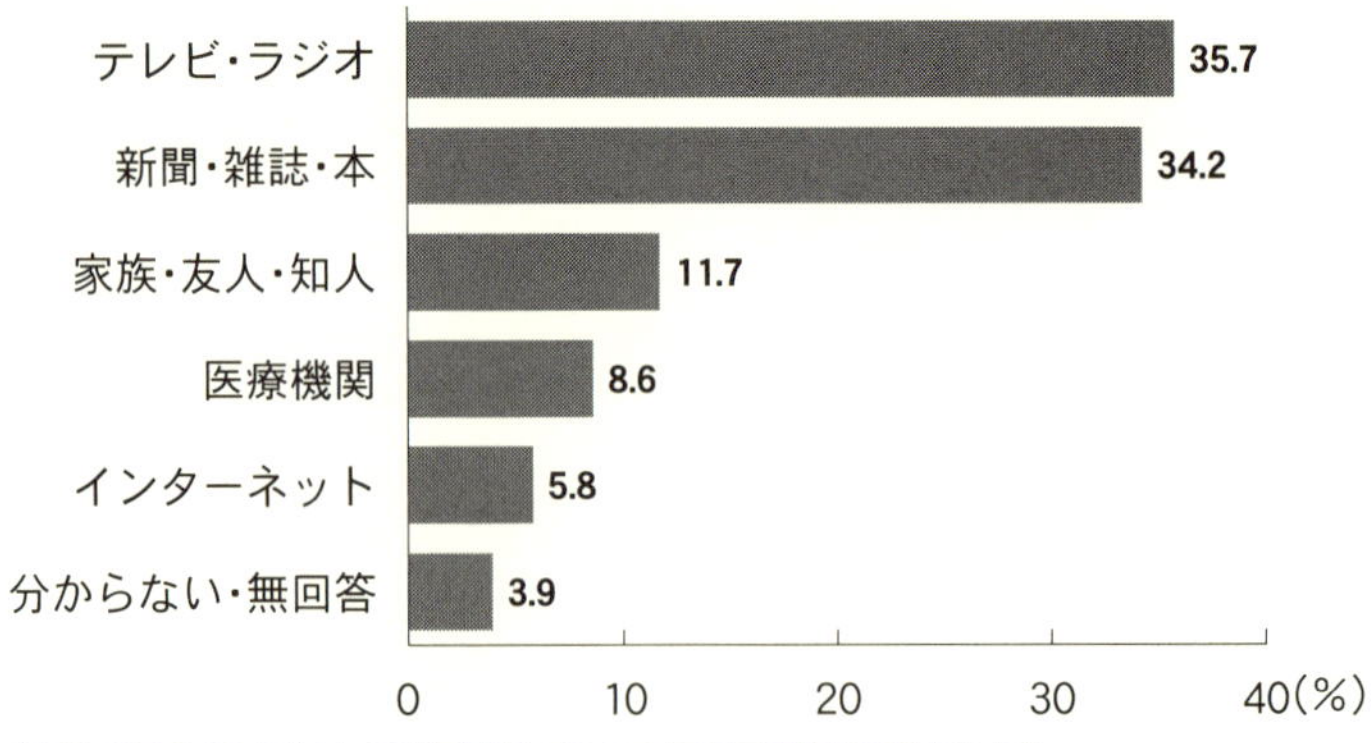

(東北6県の20歳以上の消費者1,000人に対する電話調査より)
資料：2006年12月1日 河北新報社・東北大学による健康食品に関する世論調査の結果

ているものがありました。二〇〇二年に、このダイエット茶を飲用した人の中で死亡三例を含む肝機能障害、甲状腺障害など三〇〇件弱の薬害が発生しました。フェンフルラミンは、神経の情報伝達物質として知られるセロトニンやカテコールアミンを増すといわれ、医師がうつ病対策に使用することもある成分ですが、このダイエット茶では、脳に作用する食欲抑制剤として使用されていたのです。また、別の例では、アケビを輪切りして作る漢方薬を服用して腎不全からがんになったケースもあります。

やせ薬の多くは飲み続けなければ効果が表れません。しかし、効能や安全性が確認されていない成分を、薬と同じように考えて長期間服用する危険性はたいへん大きいといえます。用法が大変難しい薬品とされるシブトラミンとマジンドールを成分とする漢方薬を二か月間服用していた女子大生が、自宅で倒れているのを家族に発見され病院に搬送されたが亡くなったという例もあります。ほかにも妊娠中にとると胎児に奇形を起こす薬が、やせ薬として売られていて、これを服用した女性はあざらし肢症（手足があざらしのように短くなる障がい）の女児を出産したとの事例が報告されています。

厚生労働省（現在は消費者庁）が表示を認可した特定保健用食品以外の〝いわゆる健康食品〟についての規制はなく、無届けで効能のみを誇張して宣伝する場合が少なくありません。「天然だから安全」と信じこんでしまう人もあるために被害は多く出ているはずですが、報告が義務づけられていないので、きちんとした統計もありません。

健康であるためには、(1)適切な食生活、(2)適度の運動、(3)休息が三要素といわれていま す。つまり、食生活がいい加減だったり、運動もせず、休息も不十分な生活をしていて、これをいわゆる健康食品を摂《と》ることで、補完しようとしても無理な話になります。

それではどこで調べたらよいでしょう

一般に〝いわゆる健康食品〟については、通信販売やドラッグストアなどの利用が多く、適切な助言なしに、期待や自己判断で購入・使用することが多いようです。関連の情報も、テレビ広告や知人の勧めなど、専門的なアドバイス抜きで、信用して利用されています。これでは何があっても不思議ではありません。病気になったり、思いの他の出来事が起きてから、あわてるのでは遅いのです。

わが国に中毒情報センターという制度をつくる上で貢献された内藤裕史《ないとうひろし》筑波大学名誉教授は、いわゆる健康食品の被害事例を一、〇〇〇件以上収集し、それらの文献の内容を分析した結果を『健康食品中毒百科』として二〇〇七年に出版しています。関心のある方が詳しく知りたい場合は参照してください。このほかに「第Ⅰ章―7　健康食品をじょうずに利用したい人へ」（五五ページ）に記した独立行政法人国立健康・栄養研究所のホームページには健康食品関連の情報サイトがあり、詳しく調べることができます。

第III章

毎日の食卓は安全か

毎日食べるものの安全は
どのように守られているのでしょう？
常識と思ってきたことからは
ずいぶん違う事実があります！

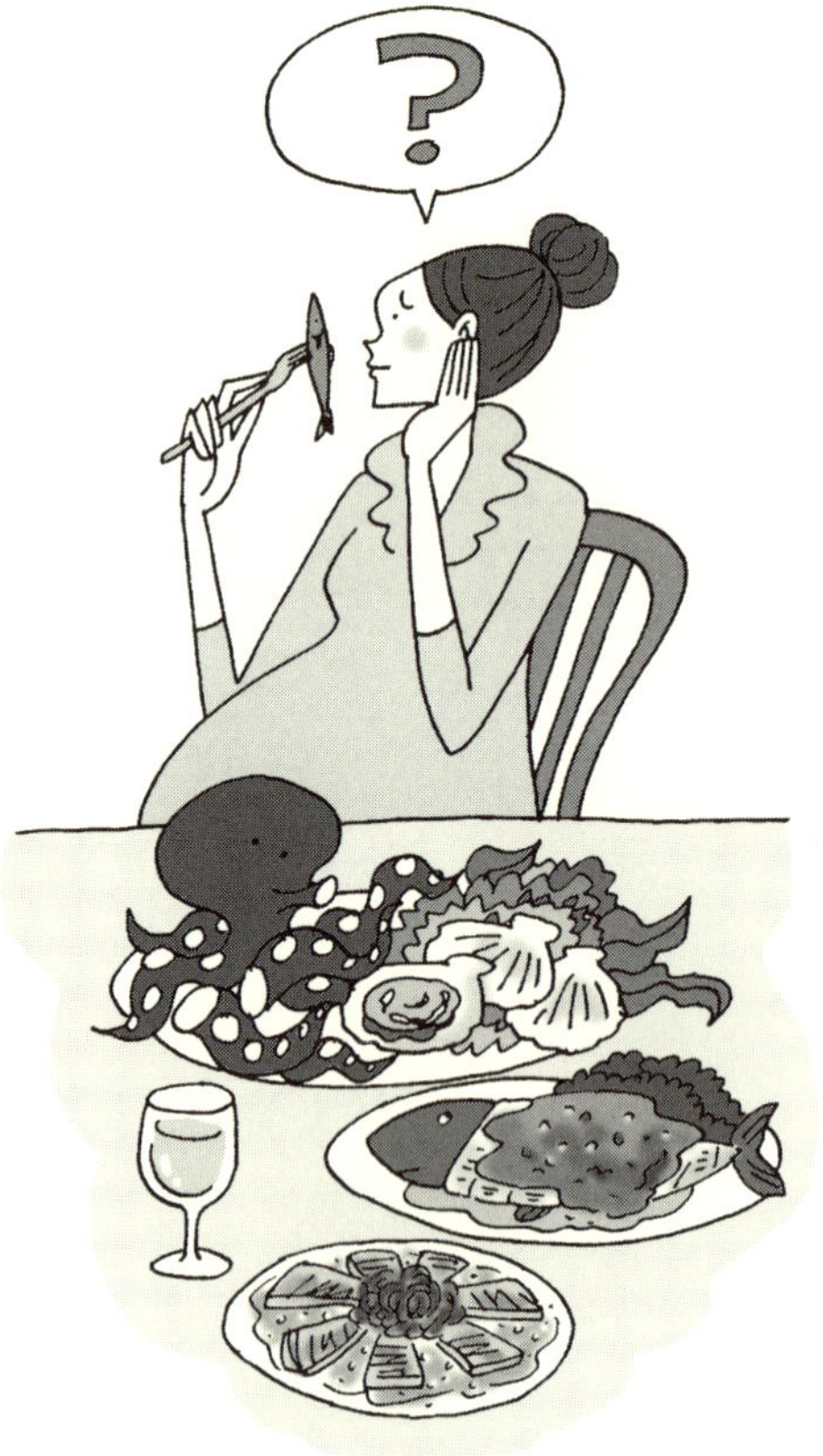

1　農薬の安全基準の決め方を知っておこう！

実験動物での安全値を一〇〇分の一にする

筆者は以前、国立医薬品食品衛生研究所在職時に、厚生労働省の農薬残留基準を決める委員をしていました。また、世界保健機関（ＷＨＯ）で農薬など化学物質の安全性評価プロジェクト（国際化学物質安全性計画　ＩＰＣＳ）に日本の専門家として関わり一九八二年以降、二〇年以上仕事をしてきました。

一九九〇年当時はまだインターネットの普及もなく、農薬の安全性について一般市民が理解しやすい信頼性のある情報が十分でなく、農薬について関係する各省（厚生省、農林水産省、環境庁など〔いずれも当時〕）が行政関係者や生産者向けに個別に情報を提供していました。現在のようなすぐれた機能を持つパーソナル・コンピュータもありませんでしたが、筆者は国際機関や省庁の情報、および学術情報をもとに関心を持つ人が容易に一括して探せるよう工夫したデータベースを作り、その結果を『農薬の安全性評価データ集』[*1]として出版しました。内容の一部をＷＨＯの関係部署に提供したところ、たいへん喜ばれ今でもこのデータベースを発展させたものが国際的に利用されています。しかし、国内では農薬学会など以外ではなかなか理解されず、研究所内でもどちらかと言えば余計なことをしているという受けとめ方でした。

農薬の安全基準の決め方はかなり複雑で理解しにくいものですが、安全性の評価を理解するためには大事なことなので、ここで少し丁寧に説明したいと思います。

農薬の毒性試験は、もちろん人ではできません。動物を用い、決められた方法で約二〇種類のさまざまな毒性試験（**表1**）を行います。その結果、いずれの試験でも毒性が見られなかったところの、動物への最大の投与量を動物での無毒性量（NOAEL・用語説明を参照）とします。しかし、動物実験の数値をそのまま人に当てはめるわけではありません。人は実験動物に比べて感受性が高い可能性もあるし、また人の間でもより感受性が高い人もいるので、動物実験で得られた無毒性量を一〇〇で割って（実験動物と人の感受性の違いを一〇倍、人の間の感受性の違いを一〇倍と仮定）、人についての安全量＝一日許容摂取量（ADI）を算出します（**図**）。この手法は四〇年くらい前から、国際的な専門家のグループが最新の科学的な知見にもとづいて、食品中の残留農薬や食品添加物の安全性評価の標準的な方法として、その原則[*2]を確立してきました。

ところが、このNOAELとADIの関係について、ベストセラーとなった〝怪しげな〟

表1 農薬の動物での毒性試験は20種類ある！

ア　急性経口毒性試験	サ　90日間反復吸入毒性試験
イ　急性経皮毒性試験	シ　反復経口投与神経毒性試験
ウ　急性吸入毒性試験	ス　28日間反復投与遅発性神経毒性試験
エ　皮膚刺激性試験	セ　1年間反復経口投与毒性試験
オ　眼刺激性試験	ソ　発がん性試験
カ　皮膚感作性試験	タ　繁殖毒性試験
キ　急性神経毒性試験	チ　催奇形性試験
ク　急性遅発性神経毒性試験	ツ　変異原性に関する試験
ケ　90日間反復経口投与毒性試験	テ　生体機能への影響に関する試験
コ　21日間反復経皮投与毒性試験	ト　動物体内運命に関する試験

図 農薬の基準はどのように決める？

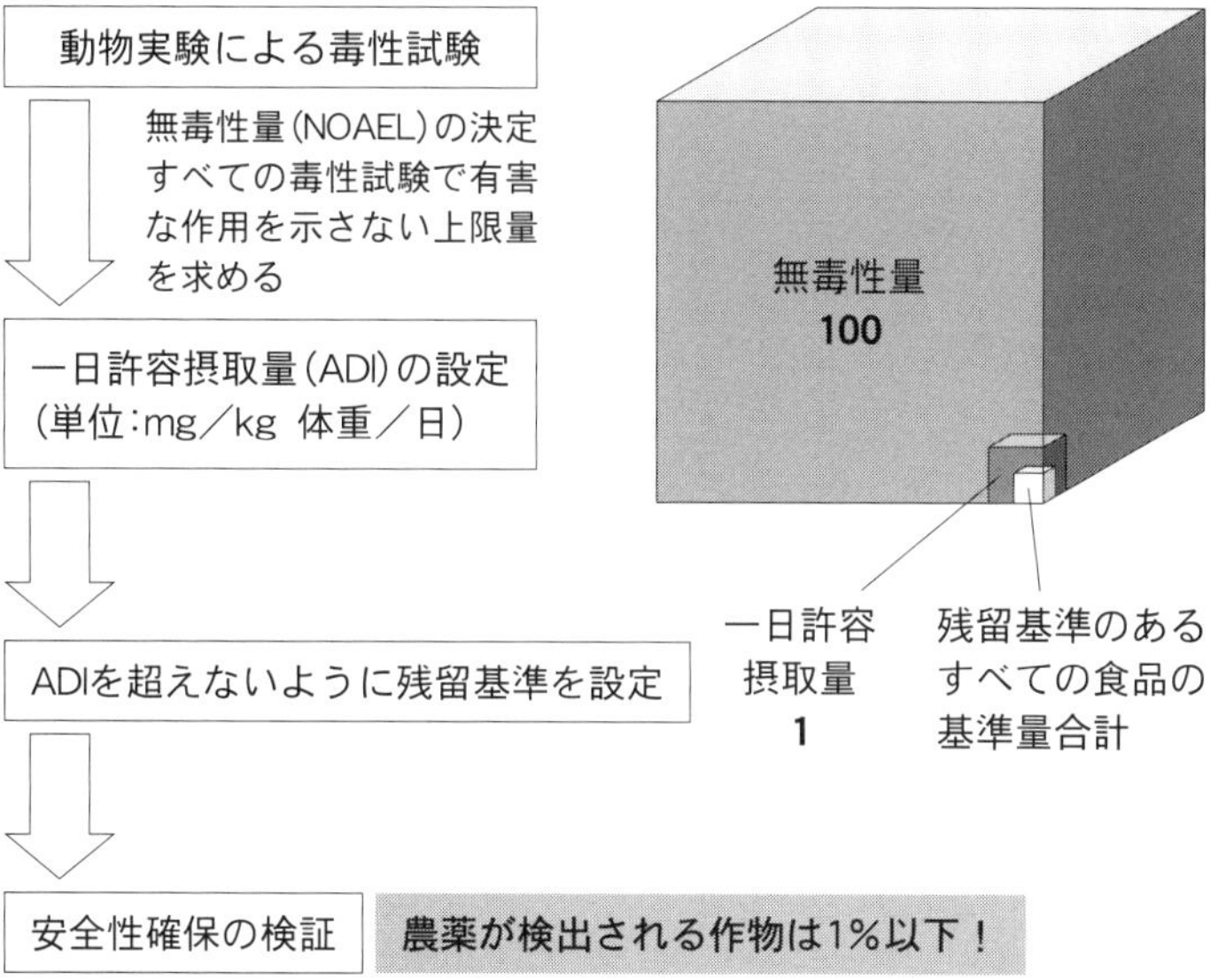

無毒性量(NOAEL)、一日許容摂取量(ADI)、残留基準のある作物すべてに残留する農薬の合計量の関係(サイコロの大きさは量の関係を示す)

食品添加物関連の本には次のように書かれています。「ネズミに、Aという添加物を100グラム使ったら死んでしまった。——じゃあ、人間に使う場合は100分の1として、1グラムにしておこう——大雑把にいえば、そのように決めているのです」（本文からの引用）。

そもそも無毒性量は、先に記したように動物が死ぬ量ではなくて、何の毒性も見られない量であることから、読者のみなさまはこれがまったくいい加減な記述であることがおわかりになるでしょう。

毒性試験から知られた「安全な量」を各作物に振り分ける

毒性試験からある農薬のADIが決まると、次はこの許容摂取量を作物ごとに振り分けます。この際、まず飲料水と空気中にADIの二割程度にあたる量の農薬が含まれるかもしれない（実際はほとんど皆無ですが）と余裕を見ます。ついですべての作物に農薬の残留があると仮定し、各食品中の残留量の合計がADIの八割以下となるように、個別作物の残留基準を決めます。この残留量は、その農薬を作物ごとに試験的に農薬として必要な量を、収穫前何日まで使用できるという使用条件と方法に従い散布して、可食部にどの程度残留するかを個別に実測します。信頼性の高いデータをとるために複数の条件で散布し、

表2 フェニトロチオンの残留基準の一部

食品名	基準値	食品名	基準値
米(玄米)	0.2	そら豆	0.2
小麦	10	落花生	0.2
大麦	5.0	その他の豆類	0.2
ライ麦	1.0	ばれいしょ	0.05
とうもろこし	1.0	さといも類	0.05
そば	1.0	かんしょ	0.05
その他の穀類	1.0	やまいも(長いもをいう)	0.05
大豆	0.2	こんにゃくいも	0.05
小豆類	0.2	その他のいも類	0.05
えんどう	0.2		

実際は128種類の作物、28種類の畜産物･魚介類、7種類のスパイスなどに残留基準がある(単位はppmで、100万分の1という意味＊)
＊0.2ppmとは、たとえて言えば東京～福岡間の1,000kmのうちの20cmまで精密に測ることになる。

さらに複数の信頼性の高い分析機関で分析して、その結果を筆者ら専門家グループがデータの信頼性と安全性を評価します。この量的な関係は**図**のようになります。

作物ごとの残留基準を決めるためには、日本人が平均して「何を・どれだけ」食べているのかがわからなくてはなりません。このデータとしては、厚生労働省が毎年秋に、数千世帯を対象にして行っている国民健康・栄養調査のデータを用います。「だれが・何を・どれだけ」食べているかが詳細にわかる意味で、世界に誇るべき立派な研究調査です。

さらに筆者が基準設定作業の委員をしていた時には、食品の摂取量が異なる、子どもや妊婦、高齢者についてのデータも集めて、これらの人の食品についても基準値いっぱいに残留があったとしても、だれにとっても農薬摂取量の合計がＡＤＩを超えないように決めることにしました。

表2には安全性が高く、国内外で広く使われる有機リン系農薬のフェニトロチオン*3という農薬について決められた残留基準の一部を示します。フェニトロチオンのＡＤＩは〇・〇〇五ミリグラム／キログラム体重・日（体重五〇キログラムでは〇・二五ミリグラム／日に相当）です。日本人が平均的に一番多く食べる米の基準値は〇・二ピーピーエム（ｐｐｍ用語説明参照）なので、米の1日平均摂取量の約一五〇グラムを掛けると、基準値いっぱいに残留した時の摂取量は〇・〇〇三ミリグラムとなります。仮に、米から基準値の二倍検出されたとしてもＡＤＩの二四パーセント。基準値の二倍のものばかり食べ続けることはあり得ませんし、ＡＤＩは一〇〇パーセントの量を毎日一生食べても大丈夫な値なので、全く問題ありません。

適切な農薬使用のモニターもしっかりと

基準を決めても、農薬使用の実際がどうなっているか知ることが大切です。このことを確認するため、厚生労働省は二〇年以上前から多くの市販食品の残留農薬を検査し、その結果を公表しています。厚生労働省は都道府県や輸入食品検疫所の協力を得て、市販の食品や輸入食品の残留農薬の分析をしていますが、三二〇の農薬を対象にした二〇〇二年の九一万件の検査で、そもそも農薬が検出されたのが国産品では〇・四四パーセント、輸入品では〇・三四パーセントで、そのうち基準値オーバーは国産品の〇・〇二パーセント、輸入品の〇・〇三パーセントでした。このことからわかるのは、農薬の食品残留による危害の可能性は全くと言っていいほどなく、ニュースになるのはわずか〇・〇二～〇・〇三パーセントの基準値オーバーの例ということです。

残留基準はすべての作物に同時に基準値いっぱいの一〇〇パーセントに残留した場合にも安全なように決めますが、現在の食品安全管理のレベルではそのことは実際に起こり得ないと言えます。しかも、現行の食品衛生法では一度でも基準違反が見られたら、回収、廃棄という手段をとっているのでなおさらです。むしろ、天然の産物ではバラツキが避けられません。このことから、国際的な食品安全の規格を検討する場では、サンプリングの誤差がたいへん大きい天然の産物に、工業製品と同様に厳格に基準を適用することの不適切さについて議論されています。具体的には二〇〇九年の専門家会議あるいはそれ以前にも、オランダやドイツですでに実行されているように基準の二倍までの違反では必ずしも回収、廃棄とせず、販売者に注意するだけでよいのではないかと提案されていますが、日本は今のところ厳密な適用を主張しています。欧州ではこの意味で、農薬残留基準は安全確保のためというよりも、農薬の適切な使用をしているかどうかの確認が目的であると明確に位置づけています。

マイナー作物の残留基準の見かた

筆者が最近六年間、研究と生活をしていた徳島県では、二〇〇四年に県の特産品のスダチで農薬プロシミドンの基準値をオーバーする事例がありました。スダチは生産量が少ないので農薬会社が細かいデータを取る手間を省くために「その他のかんきつ類」に分類され、ほかの主要作物とのＡＤＩの割り振りの結果、農薬の使用時期は開花期に限られ〇・五ｐｐｍ[*2]という厳しい基準値（イチゴでは収穫前日まで使用ができ残留基準値は一〇ｐｐｍ、キュウリ、ナスでも前日まで使用可能で残留基準は五ｐｐｍ）が設定されたためです。実際に検出された最高濃度の二・八ｐｐｍは、イチゴ、キュウリ、ナスならば基準値内の値でした。スダチのように食品として摂取量のきわめて少ないマイナーな作物での基準値オーバーは、プロシミドンの場合ですとＡＤＩ（体重一キログラム、一日当たり〇・〇三五ミリグラムなので、これは体重五〇キログラムの人にとっては一日一・七五ミリグラムになる）との関係ではとるに足りない量なので、健康にはまったく影響がないといえます。

簡単な計算をしてみますと、スダチ（約三〇グラム）はジュースを搾り、刺身やサラダにかけて使いますが、使う人でもせいぜい一日に一個程度です。この中に仮に最高検出濃度の二・八ｐｐｍのプロシミドンが含まれていたとすると、その量は〇・〇八四ミリグラム（二・八ミリグラム×三〇グラム／一キログラム）となり、成人ではＡＤＩの一・七五ミリグラムが含まれた食品を毎日一生食べ続けても健康に悪影響は見られないのですが、その四・八パーセントにしかなりません。

すなわち少量しか食べない作物の場合には、たまたま基準値オーバーがあったとしても、健康に影響が出る心配はまったくないといえるのです。ある時一つの作物に非常に厳しく割り振られた残留基準を超えて違反となる数値が検出されたとしても、スダチよりももっと多く食べるキュウリやナスなど毎日食べる作物で同時に違反状況が常にあるということがない限り、摂取したからといって、健康を害することはありません。事実は基準値オーバーでないものを含め、県産のスダチすべてが回収され、廃棄の憂き目にあいました。マイナー作物を作っている農家は零細規模なため、食品衛生法で基準違反になり、回収・廃棄させられるというのは致命的な処分になります。残留農薬基準の意味が多くの方に適切に理解されず、安全な食品をいたずらに廃棄することになってしまうのはとても残念だといわざるを得ません。

この問題はマイナー作物に限らず二〇〇六年に、使用を許可するすべての農薬をリスト化する「ポジティブリスト制」が施行された際に、暫定基準を設定するための参考となる国際的な基準データがない場合に、〇・〇一ｐｐｍという世界でも最も厳しい一律基準を適用することになったため、非常に精密な分析でわずかの農薬が検出されても基準値オーバーとなる例が出てきました。

念のために言えば、中国産冷凍ギョーザに農薬メタミドホスが混入された事件で、ギョーザから検出された濃度は最大一万ｐｐｍ（一パーセント）以上で、たいへん危険といえる濃度でした。これは、作物に使用した農薬の残留とはまったく別の、意図的に食品に注入した犯罪として対策を考えるべき事例でした。

このことから分かるように、ある時、ある作物に基準を超える残留があっても、すべての作物について同時に残留基準を超えることがなければ、安全と考えることができるのです。しかも無毒性量は、急性、慢性、多世代の試験など、すべての毒性試験において毒性の見られない量なので、毎日一生にわたり同時にすべての作物で基準を超えたものを食べ続けなければ、ある作物でたまたま二、三回基準を超えたからといっても有害なことは起こりえいないと考えてよいわけです。

＊1　関澤 純編著『農薬の安全性評価データ集』311ページ　株式会社エル・アイ・シー、東京（1991〔1997年改訂〕）

＊2　池田正之、川島邦夫、関澤 純、高仲 正、林 裕造、藤森観之助監訳：『食品中の残留農薬における毒性評価の原則』日本食品衛生協会、東京（1998）

＊3　筆者は、世界保健機関（WHO）から1992年に出版され、国際的に参照されているフェニトロチオンの安全性評価書（環境保健クライテリア）を執筆した。

2　農薬の使用と環境面の安全性をもう一度見てみましょう

「毒物」「劇物」に指定される農薬は激減している

子どもたちが学校で聞かされ、「食育」関係でも時々話されるという農薬の安全性の話は、まだパソコンもない、時にはテレビ放送も始まっていなかった時代の話というと、読者の皆さんはどう思われるでしょうか。

たとえば、農薬は「危険なのでできるだけ使わないか、無農薬が良い」ということが広

表1 毒物劇物取締法の内規にある毒物劇物の判定基準（一部）

経口（口から摂取）	毒物	LD50が50mg／kg以下のもの
	劇物	LD50が50mg／kgを超え300mg／kgのもの
経皮（皮膚に塗布）	毒物	LD50が200mg／kg以下のもの
	劇物	LD50が200mg／kgを超え1,000mg／kg以下のもの

LD50：急性毒性の参考に国際的に使われていて、数値が小さいほど毒性は強い

図 農薬の毒性別生産割合の推移（金額比）

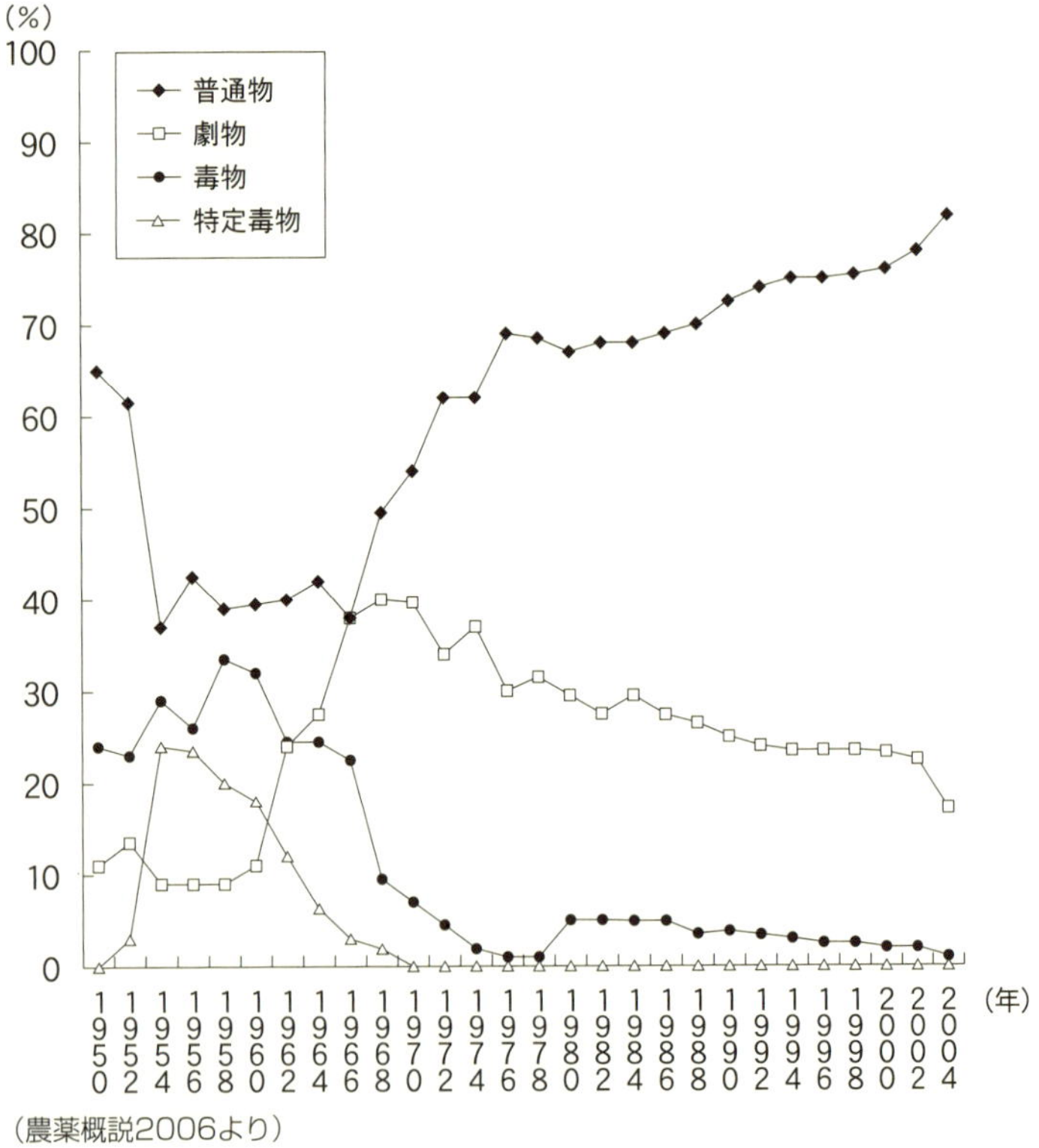

（農薬概説2006より）

く言われているようです。本当にそうなのでしょうか？　たしかに、第二次世界大戦後すぐに使われていた農薬の中には相当に危ないものがありました。自殺に使われたり、農薬の原液をうっかり牛乳瓶に保管したため間違えて飲んで亡くなるなどの例もありました。

わが国の毒物劇物取締法では急性毒性の危険性の大きい化学物質は、販売や保管が規制されています。最近、この毒性分類と表示が国際的に標準化され、**表1**のようになりました。農薬もこの法令で、毒性の強さに従って、毒物や劇物、および規制対象とはならない「普通物」に分類されます。

今から六〇年前の一九五〇年代初め頃には、判定基準は今とは少し違いましたが、毒物または劇物にあたる農薬は、生産割合（金額）でそれぞれ二五パーセントと六五パーセントもありました。しかし二〇〇四年にはそれぞれ毒物相当は一パーセントと、劇物相当は一七パーセントにまで減りました。その結果、「毒物劇物取締法」で規制対象とならない普通物が八二パーセントを占めています（**図**）。このことは、農薬を使用する農家の安全の面からたいへん重要なことです。

農薬の研究が進んで、人など哺乳動物の体内では速やかに分解されるため人に対する毒性がほとんどなかったり、毒性メカニズム的に昆虫の幼虫から蛹《さなぎ》への変態や脱皮のみに作用することから人に対しては毒性を示さない、という農薬が開発されてきています。なお、農薬の慢性影響などについて知りたい人は、「第Ⅲ章—1　農薬の安全基準の決め方を知っておこう！」（一三七ページ）に詳しく書きましたのでそちらをご覧ください。

農薬の環境への影響も心配だが…

農薬の環境への影響が心配な人もいることでしょう。レイチェル・カーソンが有名な『沈黙の春』を出版して以来、農薬の野生生物への影響に関心が高まり、このこともひとつのきっかけとなって、環境への残留性の低い農薬が開発され、より効果的な使用がされるようになりました。

わが国でも一九五〇年代に比べて農薬の使用量は激減し、現在では単位耕地面積あたりの使用量は当時の約一〇〇分の一になっています。前述のように毒性が低くなり、同時に使用量が少なくても効果をあげられるように進歩してきたのです。「農薬取締法」では環境関係の影響については、**表2**の試験が課せられています。

筆者は、二、三年前に農林水産省の独立行政法人農業環境技術研究所が実施した「有害化学物質の総合管理技術開発」という大型研究プロジェクトの評価委員をしました。この研究の中で、岩手・長野・静岡のそれぞれ水田・果樹園・茶畑で使用した主な農薬が、周辺の河川水にほとんど検出されないという研究報告があり、筆者は、流出の可能性を時間

表2 環境関連についても試験はいっぱいある！

植物体内運命に関する試験
土壌中運命に関する試験 ・好気的湛水土壌中運命試験 ・好気的土壌中運命試験 ・嫌気的土壌中運命試験
水中運命に関する試験 ・加水分解運命試験 ・水中光分解運命試験
水産動植物への影響に関する試験 ・魚類急性毒性試験 ・ミジンコ類急性遊泳阻害試験 ・ミジンコ類繁殖試験 ・藻類生長阻害試験
有効成分の性状、安定性、分解性等に関する試験
水質汚濁性に関する試験 環境中予測濃度算定に関する試験成績
農作物への残留性に関する試験 ・作物残留性試験 ・乳汁への移行試験
土壌への残留性に関する試験 ・土壌残留性試験（容器内試験／ほ場試験） ・後作物残留性試験
農作物への残留性に関する試験 ・作物残留性試験 ・乳汁への移行試験
土壌への残留性に関する試験 ・土壌残留性試験（容器内試験／ほ場試験） ・後作物残留性試験

経過を含めてさらに詳しく調べるように要望しました。その結果、農薬使用直後の降雨時に限って、河川水中に一時的な農薬の検出が見られる程度であることを確認できました。これは「数時間から二、三日の範囲でのわずかな一時的な濃度上昇であり、水系に生息する生物がたとえ影響を受けることがあったとしても、その後に生物群として十分に回復しうる」といえる結果だったのです。

農薬の使用状況を国内外で比べてみる

読者の中には、日本は他の国よりも多く農薬を使っているのではないかと考える方もおられるかもしれません。この点に関していえば、農薬の使用量全体を比較することにはあまり意味がないと考えられます。たとえば、日本とアメリカの農薬使用の違いについては、主な作物・環境・規模などを考慮に入れて考える必要があるでしょう。日本は、高温多湿で雑草が育ちやすい環境で主に病気の発生が多い水稲を栽培し、かつ隣接する農地では別の作物を栽培していることもあるため、隣の耕地から害虫や病気をもらう危険性を排除しにくいという条件にあります。また、農家の規模も中小や個人経営の農家が圧倒的です。

一方アメリカでは、小麦、大豆やとうもろこしなど、農薬の必要性が少ない作物を多く栽培し、大規模に栽培する農場経営が一般的で、同じ農業といっても、両者の間には大きな違いがあります。

農林水産省の調べによると、やや古いデータしかなく残念ですが、たとえば果樹のように病気や害虫の影響を受けやすい作物について比べると、使用する農薬の量はアメリカでも日本でも大きく違いません（表3、表4）。こういう作物に対しては、アメリカは耕地が広いので、農薬の使用量としては日本の五倍程度使っているようです。農薬の使用量は使用した市販の製剤の量を比べたものですが、アメリカでは農薬の有効成分の濃度が日本に比べて数倍高い場合があり、製剤の使用量としては見かけ上少なくなります。

国別に見ると、たとえばぶどう栽培では、フランスは主にワインに使うためだからでしょうが、生で食べることが多い日本に比べると、ずっと多くの農薬を使用していますす（表5）。また、日本のように国土が狭く日本と同様に集約的な経営であり、見た目を大事にするので農薬を比較的多く使う花の栽培が盛んなオランダの農薬使用量は、一〇キログラム／ヘクタール（ＯＥＣＤ、一九九〇）であり、日本の一二・二キログラム／ヘクタール（筆者調べ）と比べて、面積当たりで比較すると大きく変わらないのです。

このように現在使われている農薬は、農家の健康を守る面から、あるいは使用する量と食品や環境への残留の面からも、多くの改良がなされてたいへん安全性の高いものが使われています。

表3 アメリカにおける農薬使用状況(1973)(有効成分量)

作物名(群)	作付け面積(ha)	左の構成比(%)	薬使用量(t)	ha当たり使用量(kg)
果実	1,110,000	1.2	29,308	26.4
野菜	1,365,000	1.5	17,143	12.6
とうもろこし	28,640,000	31.6	72,880	2.5
大豆	22,680,000	25	36,019	1.6
麦類	31,820,000	35.2	15,539	0.5
棉	5,000,000	5.5	49,622	9.9
計	90,615,000	100	220,551	2.4

アメリカ"Techomic Reserch Associates"の調査

表4 日本における農薬使用状況

作物名(群)	作付け面積(ha)	左の構成比(%)	薬使用量(t)	ha当たり使用量(kg)
果実	431,000	7.6	10,423	24.2
野菜	651,000	11.5	11,207	17.2
水稲	2,568,000	45.3	20,385	7.9
その他	2,013,000	35.6	4,104	2
計	5,663,000	100	46,119	8.1

表5 ぶどう栽培での農薬使用量*

作物	国名	栽培面積(千ha)	農薬使用量(t)	ha当たり(kg)
ぶどう	日本	28	856	30.9
	アメリカ	338	16,170	47.8
	フランス	1,079	66,694	61.8
	イタリア	1,129	50,750	45

農林水産省植物防疫課調べ　＊日本植物防疫協会『農薬概説』2006　＊殺菌剤のみ

また最近では、農家は旬よりも年中一定量の野菜や果物を供給することを要求されるようになり、温室栽培が圧倒的に増えました。そのため密閉空間で保護服や用具を着用するという、とても過酷な条件下で作業することを余儀なくされています。このことによる収益の確保が農家を後押ししているのでしょう。

いつも消費者の要求のせいにされますが、天候や自然条件に左右されがちな農作物について、利益の確保のため、年間を通して工業製品と同様に一定品質で一定量の供給を求める流通・販売業界の強い要求については、消費者、流通関係者、生産者の間で、どこまで本当に必要で可能なのか、ともにきちんと検討すべき、避けて通れない重要な課題です。

筆者は、野菜や果物にはもっと旬を大切にした栽培を進めることと、生産農家の安全性について十分な配慮がされる必要があると考えます。同時に、子どもたちには、最新のデータを根拠にした、科学に基づいた話を提供しなければならないことを強く訴えたいと思います。

3 ― 有機農業・無農薬農業はどこまで可能でしょうか？

有機栽培農家の努力

手間をかけておいしい作物を提供しようと有機栽培を心がけている農家、また、農薬の使用を効果のある範囲で、できる限り減らす努力をしている農家には敬意を惜しみません。私事で恐縮ですが、筆者の長男が通った県立高校では、修学旅行に沖縄や韓国訪問のほかに有機栽培農家への泊り込み体験を選択することもでき、彼は山形県置賜《おきたま》地方の有機栽培農家を夏と冬の二回、訪問しました。筆者も、稲作と果樹栽培をしているこの農家を訪ねご苦労もお聞きし、この農家から洋梨（ラフランス）やぶどう（ピオーネ）を購入したところおいしく、丹精して作られたものにはそれだけの良さのあることがわかりました。

無農薬栽培野菜から農薬検出の不思議

ところで、多くの消費者は、有機農産物や無農薬農産物に信頼を寄せています。しかし「有機農産物や無農薬農産物が全体として、その信頼に十分に応えているか？」という点に関してはどうでしょうか？　残念ながら、そうとはいえない事態も見られます。

少し前の話になりますが、元日本農薬学会会長で神戸大学教授だった松中昭一《まつなかしょういち》氏は、一九八四から一九八八年にかけて、無農薬栽培の野菜と農薬を使う通常栽培の野菜を市中の野菜売り場で四年間買い集め、それぞれ約一六〇点ずつの分析をしました。鋭敏な分析を行った結果、無農薬栽培の野菜での農薬検出率が五四パーセントだったのに対し、通常栽培の野菜では四五パーセントでした。統計学的にみて意味ある差ではありませんでしたが、無農薬野菜と表示された方に農薬が多く検出され、また両者の間で、検出された農薬の濃度にもあまり差がないということでした。意外な結果に驚く人が多いのではないでしょうか。

この理由として二つの可能性が考えられます。一つは、本当は農薬を使った野菜であるにもかかわらず、生産者あるいは販売者が「無農薬栽培野菜」という偽りのラベルを貼《は》った可能性。もうひとつは、「農薬」と表示されず売られている植物抽出液などの資材を使って栽培した農家は「無農薬栽培野菜」のラベルを貼って販売したが、実際には、その資材に農薬が入っていたため農薬が検出されてしまった可能性です。

有機農産物や無農薬農産物は本当に安全か

元農林水産省農業資材審議会の農薬分科会長で、千葉大学教授をされていた本山直樹《もとやまなおき》氏は、農薬と呼ばれず有機栽培に使われている資材を分析しました。ほとんどの資材には防虫効果はなかったそうですが、中には明確な殺虫効果を示すものがあり、分析したところ、合成ピレスロイド系農薬のシペルメトリンが入っていたそうです。

その後も、有機栽培用資材とされつつ防虫効果があるものには、殺虫剤だけではなく殺菌剤や除草剤（中には急性毒性が強く、今はほとんど使われないパラコートまで）などの農薬が混入されていることがわかりました。

また有機認証団体によって、「有機農業で使用してよい」として認証されていた資材からは、毒性が強く通常の農薬分析では見つけにくくて日本では許可されていない、抗生物質殺虫剤のアバメクチンが混入されていたそうです。

こうした資材が、環境保全型農業の時流に便乗して新聞などで大々的に宣伝され、販売されています。本山氏はこうしたことは許されないことと考え、このデータを公表しようとしたら、「公表するならば、千葉県産の野菜を風評被害で売れなくするぞ」という脅しがあったそうです。それが理由ではないと信じたいですが、農林水産省は、そのような違反資材を扱っている業者の指導や取り締まりになかなか動かない、という状況もあったそうです。

日本では二〇〇二年に「農薬取締法」が改正され、農薬の取り扱いがきわめて厳しくなりました（一四六ページ）。それまでは無登録農薬の販売のみが禁止されていましたが、これ以降は使用も禁止となりました。他方で、一定の効果が認められながら、これまで農薬として登録されていなかった資材もあります。たとえば食酢、重曹、その地域で使われる天敵（害虫を食べてくれる生物）などです。これらを使用禁止にするのは過剰規制になるとして、二〇〇二年度以降も、例外として農薬登録なしで使用可能と認められました。

有機農産物への期待とその実際

自然界にいる生物で、人から見て害虫にあたる虫などを食べる生き物を天敵と呼びますが、天敵の利用は「健康被害のない理想的な方法」として、テレビなどで紹介されますが、問題がないわけではありません。

たとえば、天敵の食べ物は害虫ですので、ある程度まで害虫が蔓延《まんえん》しないと、そもそも天敵が使用できません。また天敵となる生物を使用する時まで飼っておくためには、餌となる害虫もまた大量に培養しておく必要が生じます。生物界の摂理を利用する考えは悪くはないのですが、天敵を利用するためには餌となる害虫の存在が前提になります。つまり〝被害が出ないと天敵が使えない〟というジレンマがあり、農家にとっては痛し痒《かゆ》しというところです。

従来、有機という表示が比較的安易に用いられてきましたが、一九九九年からは日本農林規格（ＪＡＳ規格）の認証制度で認定を受けないと表示できないように改正されました。また無農薬、減農薬、低農薬などの表示については、二〇〇四年からガイドラインにより特別栽培農産物として統一的に表示されるようになりました。しかし、後者はあくまでガイドラインなので罰則規定がありません。

最近、有機農産物表示に関して、認証制度をすり抜けたり、認証する組織自体が法律違反をしたりする事例が報告されています。特別栽培農産物に至っては、罰則がないせいか、表示違反があとを絶ちません。これらの違反は、まじめに取り組んでいる人たちをも被害者に陥れる行為であり、残念なことです。

多くの期待を込めて有機野菜を購入している消費者をがっかりさせて申し訳ないのですが、国外の報告を紹介します。国により制度は違うと思いますが、二〇〇三年にイギリス食品基準庁とフランス食品衛生安全庁があいついで、「有機食品と通常栽培食品の間で栄養価や、安全性に差があるとは思えない」という報告を発表しました。これらの国でも、

表 無農薬栽培の影響

	収穫量	収　益
水稲	74%	66%
小麦	64%	34%
りんご	3%	1%
もも	0%	0%
キャベツ	37%	36%

農薬を使用する場合を100%とする

有機野菜の人気は根強くありますが、有機や無農薬だからといって安全であるとは限らないというのです。

店頭にあふれている「有機」や「自然」の表示を安易に信じるのではなく、その表示は信頼に足るものなのか、そもそも自分は「有機」に何を求めるのか、を慎重に考えるべきだと思います。

無農薬栽培では果樹類の収益はほとんどゼロになる

農薬使用の是非は、安全性の面からだけで論議できません。農業あるいは食品生産の問題として捉えなければならず、その一つが、もし農薬を使わないと生産量はどうなるかという視点です。

無農薬栽培をした場合の生産量の調査結果を**表**に示しました。果樹などでは収穫や収益がほとんどはゼロになり、とてもお話になりませんし、米や野菜でも無農薬栽培では収益を確保できません。産業として成り立たないことが容易に理解できるでしょう。しかもこの**表**の調査で〝無農薬栽培〟といっているのは、実際には、種子と苗は消毒をしたものを用いる〝減農薬栽培〟のことですので、まったくの無農薬ではさらに惨憺《さんたん》たる結果になることは明らかです。

安全でおいしい農産物をまじめに生産している人たちには、本当に頭が下がります。しかし、現在の日本の農業は高齢者中心のため、除草など手間のかかる農作業が十分できなかったり、また、経営的に新たな投資が難しい農家が多いというのが実情です。消費者もこの点を考慮する必要があると考えます。昆虫だけに効き目がある遺伝子や、特定の除草剤に抵抗性を持たせる遺伝子を組み込んだ遺伝子組み換え作物の利用で、この点は補えるということから、遺伝子組み換え作物の積極的導入が提唱されています。遺伝子組み換え作物については、さまざまな論点も踏まえて別途詳しく記そうと思います。

しかも一四六ページに記したように、日本の厳しい「農薬取締法」を守り栽培し、収穫された作物の残留農薬で食品を汚染する可能性は、まったくといってよいほどなくなっています。もはや、食品安全の観点からは、残留農薬の心配はない時代なのだと、消費者はもっと知ってよいと思うのです。

自然と調和した農業経営はありえないのか？

日本のような温暖で微生物や昆虫が繁殖しやすい環境のもとで、かつ農家の高齢化が進み腰をかがめる苦労の多い除草作業などに農薬を使わないで作物を栽培するのは至難のことに思われます。スーパーなどの他産業からも農業に参入して、効率的な経営を開始する動きもあります。そこでは、形の揃《そろ》わない作物は外食や加工食品産業に直接おろすなど、従来と違ったルートを開発することで、せっかく育てた作物を廃棄するという無駄を回避する試みもなされています。また数十年かけ工夫を重ねて有機栽培を継続している農家もあります。

筆者はアメリカなど大規模経営による単作・効率経営と違った、日本の自然環境と消費者ニーズに合わせた農業経営がありうると考えます。農林水産省が最近になって急に言いだした自給率向上のための、休耕田での飼料用米栽培や米粉を使ったパンといった方向や、すべてをＪＡ経由で大規模・規格化させ流通することで効率化を図る以外にも、多彩な自然環境を生かした、地域の協力と消費者の支援を受けた経営の可能性です。

手間はかかりますが日本人のきめ細やかなセンスで、少量多品種を栽培することで価格変動のリスクを少なくする。また、狭い日本なので生産者は自分たちの地域で協力して少し遠い消費者からインターネットも駆使して注文や要望を聞き、天候や作物の育ち具合など実際の情報を交流して旬のおいしい生産物を販売するルートを開くなど、生産者たちが直接販売する努力にも挑戦する道があり得ましょう。最近、十年近くの無収穫をのり超えて、りんごの自然栽培を実現させた方の生きざまを知り、感銘を受けました*。

＊ 木村秋則『りんごが教えてくれたこと』（日経プレミアシリーズ　２００９）

4―食品添加物を人類は昔から貴重なものとして使用してきました

保存料また調味料としての食品添加物の役割と歴史

読者の中には、食品添加物は無用で、できるだけなくすべきだと考える人もいるでしょう。その賛否を論ずる前に、添加物の役割を考えてみましょう。

新約聖書ではイエス・キリストがベツレヘムの馬小屋で生まれた時、東方の三人の博士

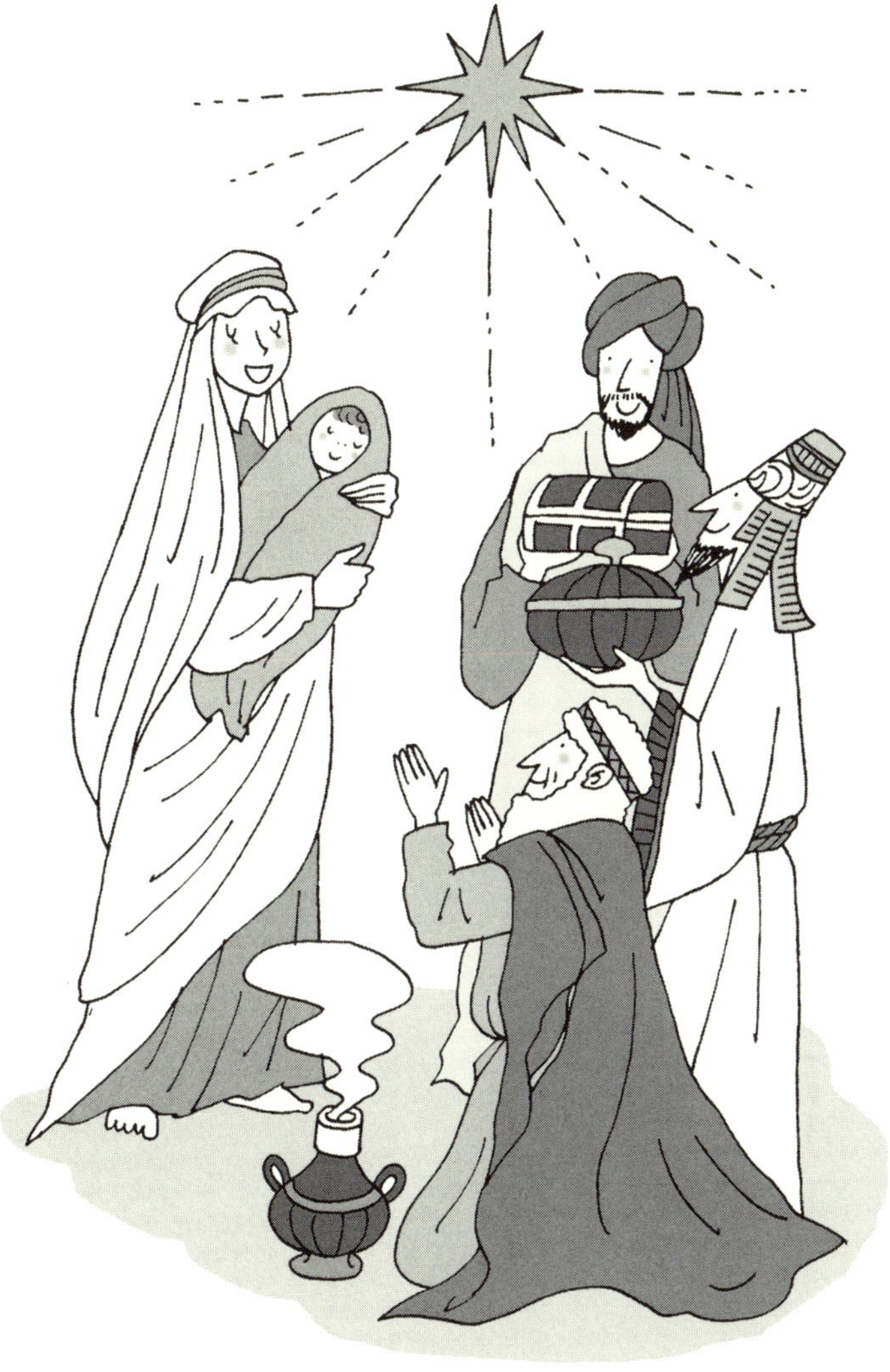

が黄金と乳香と没薬《もつやく》を贈り物として捧げたと記されています。乳香も没薬も木の樹脂を固めた薫香で、貴賓をもてなすために用い、保存効果がある貴重なものでした。さらに古く、紀元前一〇世紀にシバ（エチオピアかアラビア半島にあった国）の女王がエルサレムにソロモン王を訪ねたときも、このような貢ぎ物を持参したと伝えられます。

当時からごく最近に至るまで、狩猟・牧畜民族には、捕獲した獲物や屠畜した動物の肉を異臭に悩まされずに保存し、長く安全に食べることは大きな課題でした。殺菌力があり、食品が腐るのを防ぎ、嫌な臭いをうち消す香料はたいへん貴重であり、これが保存料あるいは芳香物質の始まりでしょう。香料が東方の地に多く産することから、一五～一六世紀の大航海時代にバスコ・ダ・ガマなどの探検家は、これを独占的に得て大もうけしようと決死の航海に挑んだのでした。

伝統的な添加物から新しい添加物利用への変化

日本の伝統的な食生活は米を主食とし、野菜と近海でとれる新鮮な魚介類を中心としたものでした。植物起源の食品を中心に、魚介類も比較的淡白な味が好まれ、長期保存には漬物、塩漬け、燻製《くんせい》、佃煮《つくだに》のように塩や醤油《しょうゆ》で煮詰めるか、意図的に発酵させて他の菌の繁殖を抑えた納豆、鮒鮨《ふなずし》などが発明されました。一、二〇〇〇年以上前の国民的歌集の『万葉集』からは、アワビ、カツオ、ワカメなど、私たちもおいしくいただく海の幸をいかに保存しおいしく食べるか、当時の人々が工夫した様子が知られます。

しかし、第二次世界大戦後、この半世紀のわが国の食事情は大変容を遂げました。すなわち米食が急激に減り、肉食や加工食品が中心となり、食料供給源の多くを海外産に頼るようになりました。遠洋や外国でとれた食材を、第一次生産者から日本の消費者の手に渡すまで、さまざまな仲介者の手を経て、かなりの日数を要するため、多くの食材は輸送・保管中は冷凍します。さらに女性の社会進出もひとつの要因となって、以前のように調理に時間をかけずに手間を省ける冷凍した調理済の加工食品が重宝されています。しかし、物によっては冷凍して解凍すると味や形状が変化してしまうものもあり、必ずしも冷蔵や冷凍だけに頼ることもできません。現在の日本の食事情が、保存料を含むさまざまな食品保存技術が利用される背景になっているといえましょう。

食品添加物にはそれぞれ用途と目的がある

食は、いのちのため、栄養のバランスがとれ安全であることが必要ですが、安全にする（保存料）のほか、おいしくする（調味料）、食べやすくする（豆腐用凝固剤）、食事を楽しむ（着色料・香料）など、和食では特に見た目を大切にして繊細な色や香りを愛《め》でることは、隣国の韓国や中国と比べてもその傾向は強く、相当以前から養われてきた文化的伝統のようです。添加物はこの伝統的慣習を助けるためにも使われていて、無用、また余計なものとは言えません。豆腐を作るには凝固剤として「にがり」を使い、生麺《めん》がパサパサでは困るのでプロピレングルコールを加え保湿をしています。私たちが何気なく食べているものも、実は添加物があってはじめて食品として成り立っています。

グルタミン酸で「中華料理店症候群」が起きる？

街の中華料理店の中には、うま味調味料のグルタミン酸（アミノ酸としてタンパク質に多く含まれ、食品から多く摂取しているので使用基準はない）を多量に使い、味のコクを作る手間を省こうとするところもありました。イギリスで大量にグルタミン酸を使用したと思われる安手の中華料理を食べた人に顔面紅潮、頭痛など、「中華料理店症候群」が起きるという話がありました。食品添加物の研究者の西島基弘《にしじまもとひろ》実践女子大教授が学生と一緒に味噌汁にグルタミン酸を数グラム（大さじ一杯くらい）入れて飲んだところ、顎がひきつる感じがした者もいたそうです。これはグルタミン酸を大量に口に含むと唾液が一度に出るためでないかと思われ、通常使う調味料として必要なこれより二桁ほど少ない量ではこのようなことは起こらないだろうと指摘しています。

表1 主な食品添加物の説明

分　類	説　明	例
甘味料	食品に甘味を与える	グリチルリチン酸、キシリトール
糊料	食品の粘性を高めたり、液状のものをゼリー状に固める	カルボキシメチルセルロース、ペクチン
酸化防止剤	空気中の酸素により食品が酸化されて品質が低下するのを防ぐ	ブチルヒドロキシトルエン、ビタミンE
着色料	食品を着色する	食用赤色102号、紅麹色素、クチナシ色素
品質保持剤	食品と混ざりにくいものを溶かす	プロピレングリコール
保存料	食品を変質・腐敗させる微生物の増殖を抑えて保存性を高める	ソルビン酸、安息香酸
結着剤	食品を凝固させ、整形させるのに使う	メタリン酸
乳化剤	水と油のように混じり合わないものを分散させ均一にさせる	ショ糖脂肪酸エステル

表2 加工食品からの食品添加物の一日摂取量

天然には存在しない化合物の場合

分　類	総摂取量*
甘味料	2.30
糊料	7.47
酸化防止剤	1.59
着色料	0.10
品質保持剤	43.00
保存料	37.4
結着剤	6.1
乳化剤	1.0
合計	99.0

＊ミリグラム／日

表3 保存料の摂取量の国際比較

保存料	日本	フィンランド	英国	フランス
安息香酸	11.0(4.4)	40	48.9	17.4
デヒドロ酢酸	0.0474			
パラヒドロキシ安息香酸	1.06(0.2)	0.18	0.1	
プロピオン酸	5.43＊	16.0	4.9	
ソルビン酸	26.0(2.1)	37.0	29.4	158

摂取量 ミリグラム／人 ( )内はADIとの比率：%
＊ADIの制限はない

食品添加物の摂取量調査結果

食品添加物は、保存料の他に、栄養強化剤、甘味料、酸化防止剤、香料、着色料、調味料、漂白剤などにも使われ、個々の品目は数百種類あり、それぞれについて用途、規格、使用基準が決められています（表1）。

筆者が以前在職した国立医薬品食品衛生研究所では、日本人が食事から実際にどの程度の添加物を摂取しているかを知るため、市場で買い集めた食品を分析して食品群ごとの摂取量を推計してきました。この際に、食品添加物として用いられている化合物を「天然に存在しない物」と「天然に存在する物」とに分けて調査しました。その結果、天然に存在しない化合物が食品添加物として用いられている量は、一九八二〜八四年当時で、一日あたり〇・一グラム程度と推計されました（表2）。天然に存在する化合物の場合は、食品中に本来存在している物と、添加物として加えられたものの区別がつきませんので、両者の合計量として分析され、その合計は一〇グラム足らずでした。

相対的に摂取量が大きい保存料について、各国の摂取量推計値を比較してみたのが表3です。国ごとに推計手法が少し違いますが、表の結果からは、日本と諸外国とで摂取量の推計値に大きな違いは見られません。添加物として多く使われている安息香酸《あんそっこうさん》やソルビン酸を見ると、イギリス、フランス、フィンランドに比べて、むしろ日本の使用量は少ないといえます。しかも日本のデータは、都道府県区市が食品衛生監視の目的で行う検査結果（一九九六年度に国内産九万八、〇〇〇件、輸入食品一万四、〇〇〇件を調査）を当時の厚生省が集計したものです。検査は保存料が使われていると想定される食品や、違反の可能性があると思われる食品を中心に実施します。私たちの平均的な食事内容なら、添加物の摂取量はさらにもっと少ないだろうと推測されます。

安全量と実際の使用量との比較

安全の目安として、国連食糧農業機関（ＦＡＯ）と世界保健機関（ＷＨＯ）の合同食品添加物専門家委員会（ＪＥＣＦＡ）が設定した一日許容摂取量（ＡＤＩ・用語説明参照）と、この推計摂取量を比較した結果を、**表2**のカッコ内に示しました。これでおわかりの通り、ＡＤＩが決められているものについての摂取量は、ＡＤＩの値の〇・二～四・四パーセントの範囲に収まっていました。

同じく二〇〇〇年に国立医薬品食品衛生研究所が、全国八都市の研究機関の協力により、二四六種類の食品添加物について九七〇種類の食品からの摂取量を調査したところ、量的に多いものは食品中に天然に含まれる乳酸、リン酸、りんご酸でした。これらの摂取量を

ADIと比べてみると、これを超えたものは硝酸塩の二三二ミリグラムだけでした。硝酸塩については、食品添加物由来の量は一ミリグラムかそれ以下と推定されており、硝酸塩の大部分は天然の果実や野菜や海藻由来と考えられています。

このためJECFAは、「野菜を摂取することの利点は大きいので、野菜から摂取する硝酸塩を制限することは適切でない」と報告しています。

このように食品添加物の安全性は十分に確保されていることが、度重なる調査結果から理解できるのではないでしょうか？　もちろん、安全だから目一杯使うということではありません。専門家や食品企業は今まで以上に、食品添加物を使用することの必要性をわかりやすく消費者に説明する努力が求められているといえましょう。

無添加は安全の代名詞？

スーパーや広告で目につくのが「無添加」を表示した食品です。同じ棚にあると、「無添加」表示の品を選ぶ方がいるかもしれませんね。しかし、もともと惣菜や弁当では、原材料は別として保存料が使用できないので「保存料無添加」は当然です。さらに「塩分や糖分を控えめ」にすることで、「保存料無添加」は日持ちが悪く食中毒菌が増えやすくなる可能性があります。このため日持ちを向上させようと、アミノ酸のグリシンや有機酸の酢酸を使うなどしますが、無添加は保存がよくないことの代名詞といえるかもしれません。問題なのは、「無添加」と書けばよく売れると当て込む業者や、これにつられて買う人がいることで、作っている側がそう信じ込んでいる場合と、実は違うと知りながら「無添加」を売り物にする場合があり、決してそうとはいえないのに「無添加」＝「安全・優良」と間違って認識する非常識が常識になっていることでしょう。無添加により保存性が悪くなり、むしろ食中毒の危険性が増す可能性は多いにありえますので、無添加をうたい、安全と誤認させる商法は詐欺といえないまでも不適切といえます。

安全性評価は徹底的に

食品添加物の毒性試験は、急性、慢性、催奇形性、発がん性、アレルギー性、薬理など国際標準に準拠して徹底的にされ、国際的な安全性評価も参考にされます。毒性試験に莫《ばく》大《だい》な費用が必要なため、海外で許可されても国内で許可申請されず、その結果、使用できない健康に安全な添加物が検出されたため、回収廃棄される食品さえあります。また、微量しか摂取せず、生理作用の弱い物質を同時に摂取した際の相互作用の可能性は国際的な専門家グループによる検討がされ、医薬品で心配されるような複合作用は起きえないことが証明されています（一七四ページ・「第Ⅲ章―5　食品添加物の複合影響が心配な方はご安心ください」参照)。また、食品添加物の許可に際しては体内での代謝分解のデータが検討されており、蓄積性のあるような物質は許可されません。

5―食品添加物の複合影響が心配な方はご安心ください

「食べ合わせ」と同じなの?

一九七五年に出版された有吉佐和子氏の小説『複合汚染』以来、多くの人が食品添加物の複合影響のことを心配しています。「組み合わせが無数に考えられるので、複合影響がないと科学的な証明はできない」とまじめにいう研究者もいますが、実際はそうではありません。複合影響の可能性については、安全性評価の分野では十分に科学的に検討されていて、結論を簡単にいえば「食品中における微量の食品添加物同士の組み合わせではほぼ起こりえない」ことがわかっています。

そもそも食品はそれ自体、ビタミン・ミネラル・脂肪などのさまざまな低分子、そして、タンパク質・炭水化物・核酸といった高分子など、数十、数百の成分からできあがっている複合物質のかたまりです。調理に際しては、さらにさまざまな成分からなる食材を巧みに組み合わせて、おいしく、また、栄養的にバランスよくいただきます。調理における加熱によって新たに生じる多数の成分についても、その香り、栄養、毒性などの検討がなされています。筆者もかつて加熱による微量生成物の安全性の研究を行っていました。

食品同志については、古くから言い伝えられている「食べ合わせ」という言葉を聞いたことがおありでしょう。たとえば、スイカとてんぷら（小麦粉をまぶして油で揚げたもの）は食べ合わせが良くないと言います。スイカは水分が多く、また夏は冷やして食べるのでたくさん食べるとお腹が冷えて、油ものと一緒に食べると消化が悪くなるというような意

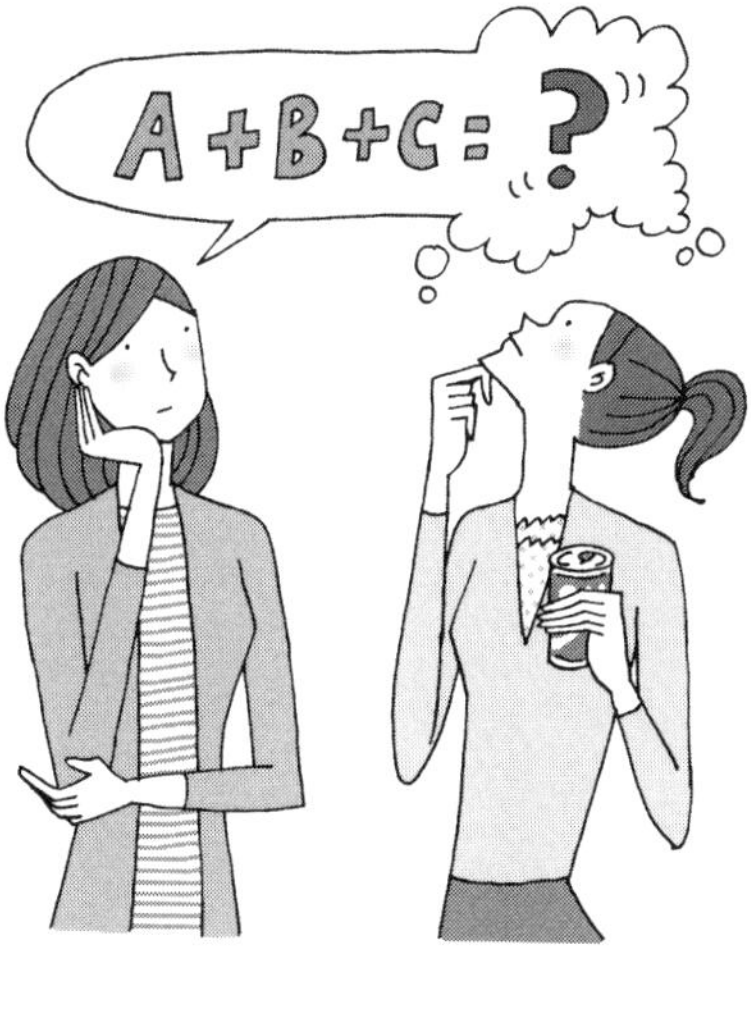

味でしょう。

薬の場合は、作用が強くしかも高濃度なので気をつける必要があります

生体に何らかの作用を与えることを目的とし、薬理成分を凝縮した医薬品では、複合により相当重大な影響をもたらす可能性があります。本来、生理作用の強い薬同士では、組み合わせによっては互いの効果を弱めたり、あるいは強く効き過ぎさせてしまい、極端な場合には死に至る例もあるために、十分な注意が必要となります。

たとえば免疫力の低下したがん患者に、ヘルペスウイルスの一種がおこす帯状疱疹《ほうしん》を治療するために用いられた抗ウイルス薬のソリブジンと、5-フルオロウラシル系の抗がん剤の併用により、一九九三年九月のソリブジン発売後一年間に一五人の死者が出ました。その後、治験段階でこの薬を投与された患者の三人が死亡していたことも判明しました。

また、一部の薬と比較的多量摂取する食べ物の組み合わせについては、注意が必要な例もあります。たとえば、グレープフルーツジュースを、ある種の薬と一緒に多量服用すると、薬剤の代謝が抑制されて血中濃度が上昇し、作用が強くあらわれ過ぎて副作用が発現する心配があるといわれます。これは、グレープフルーツジュース中の物質が薬物代謝酵素であるチトクロームP450 3A4（CYP3A4）を阻害し、この酵素で代謝される薬剤の代

謝を抑えてしまうためです。このように、きわめて多量に摂取する食材と生理活性の強い薬剤の組み合わせでは、思いもかけない結果をもたらすことも事実です。よく知らない方が添加物の相互影響を心配する気持ちも、わからなくはありません。

複合影響の可能性については科学的に整理して、個別に検討できる

食品添加物の場合は、ものにより生理作用がほとんどなかったり、あったとしても薬と違い、作用がきわめて弱いものがほとんどです。また食品中に含まれる量も少ない（「第Ⅲ章―4　食品添加物を人類は昔から貴重なものとして使用してきました」〈一六四ページ〉参照）ので、作用の強い薬同士や、薬とジュースのように多量に摂取するものとの間で起きるような問題は起こりえないといえます。

なぜそういえるかを、食品安全委員会の委託調査報告*1（この報告では十分調査されていなかった部分もある）を一部引用して、少し詳しくご説明しましょう。一七八ページの**図**に、ひと目でわかるように要約しましたので、早分かりしたい方はそちらを見てください。

まず食品添加物の摂取量ですが、国立医薬品食品衛生研究所では、日本人が一日にどの程度の量の食品添加物を摂取しているかを一九七九年以来調べてきました。数百種類の市

販食品を購入し、これを国民健康・栄養調査*2で調べた各食品の一日摂取量の比率に応じて混合した上で分析して、私たちがふだん口にする食品に含まれている添加物の合計量を調べます。各添加物の一日平均摂取量は、各添加物を毎日一生食べ続けても安全と考えられる目安の一日許容摂取量（ＡＤＩ・用語説明参照）の値に対して、（たとえ一〇〇パーセントでも安全なのですが）最も多いものでも二・五パーセント以下で、多くは一パーセント以下でした。

次に、複合暴露による相互作用の可能性ですが、物質間の相互作用のあり方を分けて考えると具体的に検討しやすくなります。最初に、食品中における物質成分同士の化学反応の可能性ですが、食品中の各添加物の濃度はそれぞれがごく微量なので、たとえば、お茶の中のカテキンと鉄分を主とする栄養剤が反応して鉄分を有効に利用できなくなるというような反応は、ごく微量の食品添加物同士では起きません。

次に、体内に取り込まれてから考えられる相互作用の可能性は、大きく三つに分けることができます。

まず第一には、現実に最も可能性が高い「各添加物が無関係のまったく別の作用を持つ場合」ですが、この場合には作用はそれぞれ独立に起きるので個別に考えれば十分です。前に記したように、最も多く摂取する場合でも食べても安全とされる量、ＡＤＩの四〇分の一よりさらに少ないので、個別の作用は全く問題になりません。

第二には、いくつかの添加物同士ではありうる「各添加物が、類似した、または競合しあう作用を、（肝臓や腎臓などの）同一の標的臓器に対して発揮する場合」です。この場合は、先に記したようにそれぞれの添加物の濃度が低い場合には、同じ作用を持つ場合には基本的に足し合わせで、競合する場合は作用の引き算で考えることができます。実際は表示に書かれている名前から理解できると思いますが、そのほとんどはアミノ酸や調味料といったもともと食品や、体内にあったり、少量では心配されるような有害な生理作用をもたないものばかりです。

しかも、同一の標的臓器に対して、類似するまたは競合する作用を持つ添加物を食品から同時に数十種類も摂取することはありえません。さらに添加物として用いられる物質は、よく心配されるような「体内に蓄積する」ことのないものばかりです＊3。仮に類似の作用を持つ二、三種類をまったく同時に摂取したときの作用については、それぞれのＡＤＩに対する比率を足し合わせて考えればよいことになるのですが、前述したように一番多いものでもＡＤＩの二・五パーセント以内ですから、その合計がＡＤＩを超えることは絶対にといっていいほどありません。

このように類似の作用を持ったり、あるいは体内で生体成分と同じ代謝物に変化する添

図　複合影響の可能性を作用の種類に応じて整理すると以下のように考えられます。

①作用が異なるものの場合

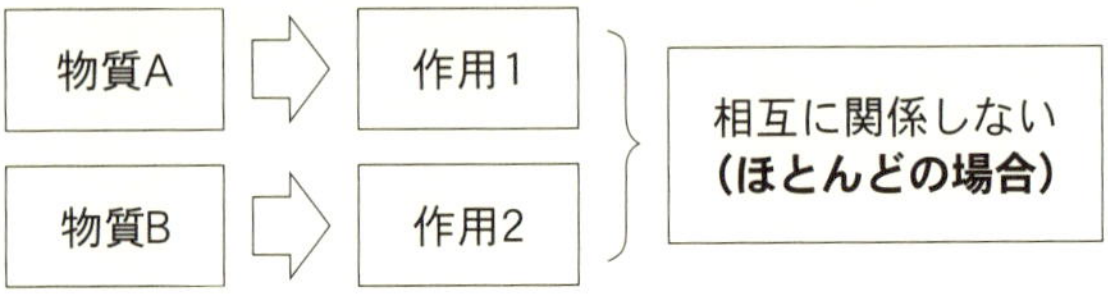

②作用が同じ、または競合する場合

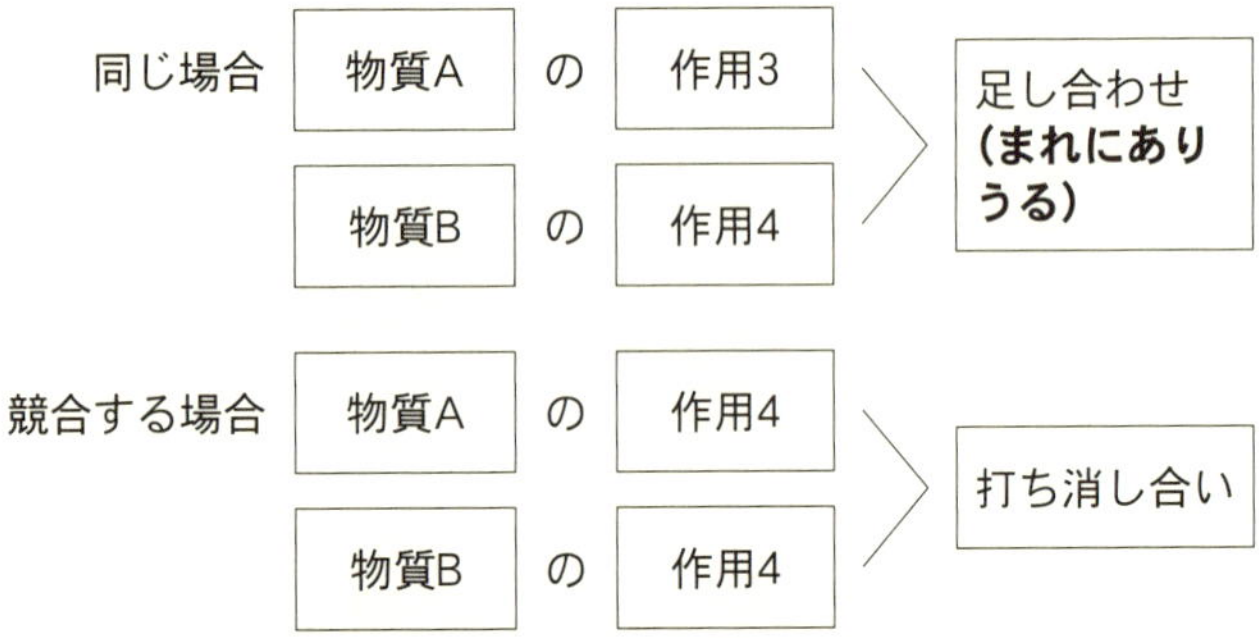

③作用は異なるが、他の物質の作用を強める、あるいは弱める場合

・他の物質の吸収、排泄、代謝に影響を示す物質との組み合わせ（例外的できわめて高濃度同士の組み合わせの時にのみ影響が見られる）

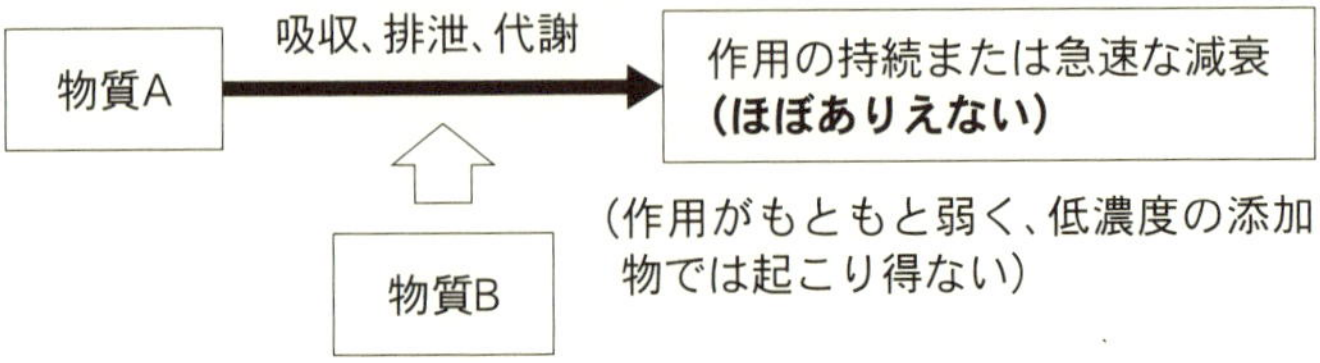

加物の組み合わせについて、世界保健機関（ＷＨＯ）の食品添加物専門家委員会（ＪＥＣＦＡ）は、グループＡＤＩという考え方を適用しています。それは先に述べたように「物質は違っていても、生体影響の面ではそれぞれのＡＤＩに対する比率を足し合わせて、ＡＤＩ比の合計が全体として一を超えないようする」という考えかたです。

重要なのは使われている量
――架空の話として非現実的な高濃度の場合にはあるかもしれませんが…

第三には、ソリブジンと抗がん剤の併用例で示したように「生理作用は異なっているが、ほかの薬剤の代謝や細胞内への取り込みや排出、あるいは標的となる分子との反応に互いに影響を及ぼす可能性のある場合」です。いわゆる相乗作用や阻害作用のことですが、添加物の中でこのような作用メカニズムを持つ物質はほとんど無いと考えられます。この場合もそのような作用を起こす可能性については、摂取する添加物と作用の標的となる分子の存在量との比率から考えます。現在用いられている添加物とその決められた使用量では、このような相乗作用や阻害作用を起こすことはないと言えるのです。

国際的な専門家グループによってまとめられ、筆者らが翻訳し出版した『食品添加物の安全性評価の原則』[*4]には、具体例を含めて詳しく書いてあります。実際の研究結果でも、濃度が低い状況の下では、複合暴露による作用として、せいぜい足し合わせの効果しか見られないという結果が得られていて、これは推定どおりの結果です。

最後に食品添加物ではありませんが、食塩やコーヒーでも普通に食べる量の一〇〇倍以上を一度に摂取すれば健康に良くないことは誰にでもすぐわかるでしょう。実際には、法的な規制がない食塩やコーヒーの場合にも、そんなに大量に摂取することはほとんどないといえます。他方、食品添加物の場合には、食品の安全保持などに必要な量以上は添加しないように法律で規格が決められていますので、大量摂取の可能性はありえないといえるのです。食品添加物だけを特別視して、実際の使用量の一〇〇倍や一、〇〇〇倍も摂取した時を仮定して、危険性を強調するのはまったく非現実的な議論です。このようなまったく非現実的な議論をすることは、昔の中国の杞《き》の国の人が「天が落ちてきはしないか心配で眠れない」と無用の心配をしたという故事に似ていませんでしょうか？

引用文献

＊1　三菱総合研究所『食品添加物の複合影響に関する情報収集調査報告書』内閣府食品安全委員会平成18年度食品安全確保総合調査、平成19年3月

＊2　厚生労働省が毎年行っている栄養と食品の摂取量調査で以前は国民栄養調査と呼ばれていた

が、2003年以降は健康状態の調査も一緒に行い、国民健康・栄養調査となった。

＊3　体内の半減期が短い（用語説明および次の項の文末参照）。

＊4　林 裕造、小島康平、竹中祐典、関澤 純監訳『食品添加物の安全性評価の原則』（薬事日報社、1989）。FAO／WHOの食品添加物専門家委員会による安全性評価原則報告の翻訳。

6　魚介類からのメチル水銀摂取が心配ですか？

魚介類の摂取は健康によい

日本人は魚介類を多量に（二〇〇七年の国民栄養調査によれば一日一人あたりの平均摂取量は八〇・二グラム）摂取しており、このことは私たち日本人が比較的健康で長寿を保てている食生活上のひとつの理由に挙げられています。たとえばイギリスでは、一週間に四回以上魚を食べる母親の子どもと、それほど食べない母親の子どもを比べたところ、妊娠期間中における母親の魚の摂食によって、小児の言語やコミュニケーション技術の発達に良い影響を与えられる可能性が見られた、という報告もあります。

昔から天然の水銀がごく微量ですが魚に含まれています

栄養的に優れた食材として知られる魚介類には、自然界に存在する無機体の水銀を天然の細菌類がメチル化してできたメチル水銀（図1）が、ごく微量ですが蓄積されるため、私たちは知らないうちに微量のメチル水銀を摂取しています。

他方、世界中に知られた水俣病《みなまたびょう》の事例では、きわめて多量のメチル水銀を摂取した時に、妊娠中の母親にはほとんど症状がないにもかかわらず、胎児に深刻な影響が発生しました。無機体の水銀と違って、メチル水銀は生体に親和性があり、胎盤や血液と脳の間のバリアを通過するため、多量に摂取された場合には発達途中にある胎児の脳に影響を及ぼす可能性があるため、注意を要するとされています。

天然の魚に含まれるメチル水銀の安全性は？

少し難しくなりますが、科学的な安全性評価（リスク評価といいます）のあらましを知るための例として、魚介類からのメチル水銀の摂取のリスク評価をご紹介します。安全性の検討には、普通は動物での試験データを使いますが、メチル水銀の場合はは人が天然に魚から摂取しているので人でのデータを調べることができます。

しかし、残念ながら健康な日本人を対象にした独自の疫学調査*1はありません。日本の食品安全委員会やＦＡＯ／ＷＨＯ合同食品添加物専門家委員会（ＪＥＣＦＡ）は、食生活の違いが少なく人の移動が少ないデンマーク領のフェロー諸島、および東アフリカのセイシェル島で実施された調査結果を、科学的に信頼性の高い大規模な疫学調査として、主に参考にしました。メチル水銀の体内での半減期*2は約七〇日と比較的長い（体内に留まりやすい）ので、魚から摂取して体内に蓄積された量と、そのことによる影響との関係を調べました。

妊娠中の母親の毛髪水銀濃度と子どもが出生後の知能発達の関係を調べる

具体的にはこのことを調べるために、妊婦の毛髪中の水銀濃度と生まれた子どもの知能および運動能力の発達の関係を、妊娠中から生後にわたって追跡する永年の調査が行われました。人では、たとえ食生活に大きな違いがなくても個体差が無視できないくらい大きいので、七〇〇人から一、〇〇〇人という大規模で、かつ十数年にわたる根気の要る調査になりました。

胎児の体内の水銀濃度を直接計ることはできませんので、妊娠中の母親の毛髪（母親の体内に取り入れた水銀の一定割合が、毛髪中に比例的に少しずつ排出されます）と、臍帯《さいたい》

（へそのお）中の濃度の測定の関係から、胎児における水銀の濃度を推定することにしました（**図2**）。胎児期に母親の体内でメチル水銀にさらされた子どもの場合に神経と行動の発達に見られる影響がもっとも微量で引き起こされ、感受性が高いとされています。生まれた子どもの発達の様子は、七歳と一四歳の二回に、一五種類の標準化された神経生理また神経心理学的な検査などで調べられました。

その結果、セイシェル島の子どもの知能および運動能力の発達では、メチル水銀による悪影響はないという結果が得られたのですが、フェロー諸島では悪影響が見られるという結果が得られました。悪影響のほうは〝もっとも低濃度のメチル水銀の蓄積で影響が出るとされた言語能力の発達〟を観察することになりました。具体的には、子どもの言語能力に影響が見られた時の母親毛髪中の水銀濃度から母体の血中濃度を推測し、さらにこのときに母親が摂取した魚介類中の水銀濃度を逆算するという手法が用いられました。大規模な調査でしかも統計的にデータを処理したときに、やっと認められるというわずかな影響（たとえば音を聞いた時の反応が、約一、〇〇〇分の一秒遅れるなど）が、最終的に選ばれました。

図3に示したのは、多くの穴が開いた板に小さな杭（ペグ）を差すスピードと、母親の毛髪中水銀濃度の関係を調べた結果で、一つの点が一人の測定結果を示します。データは

図1 自然界の無機水銀が細菌により有害なメチル水銀に変換される

$$Hg + CH_3 \rightarrow Hg\text{-}CH_3$$

無機水銀　細菌　　メチル水銀

図2 母親体内の水銀の分布と胎児と毛髪への移行

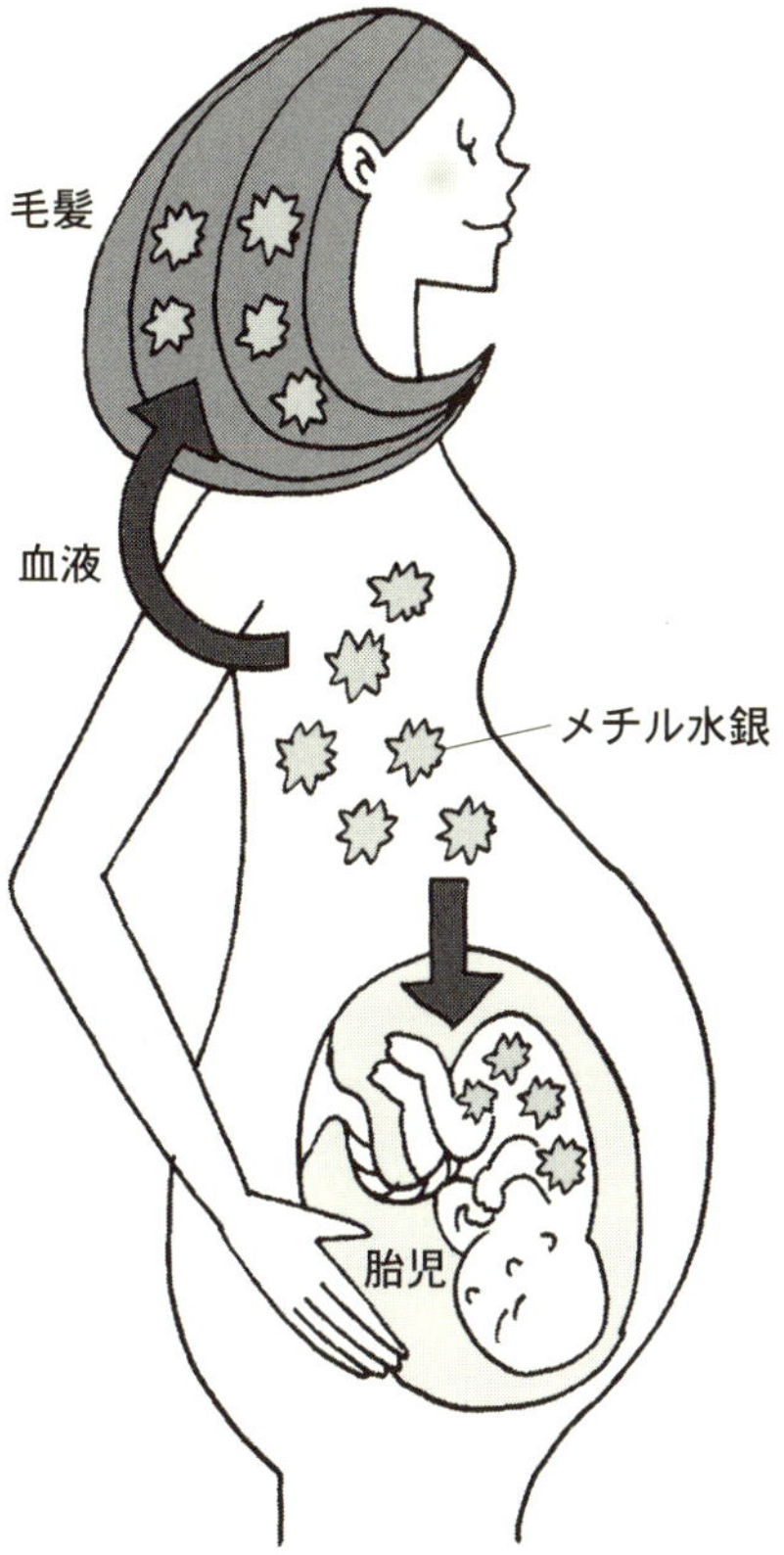

たいへんばらついていますが、統計的に処理した結果、フェロー諸島では母親の毛髪中の水銀濃度が高いと、男子でのみ反応時間が遅くなる傾向が認められました。このような微細な悪影響も起こってはいけないという考えから、〝悪影響が見られないと推定された最大のメチル水銀の摂取量〟を求めたのです。

さらに、得られた最大摂取量をこの推計の誤差の大きさ、あるいは不確実さの程度を考慮して、安全係数で割り、「妊婦の体重一キログラムあたりメチル水銀許容摂取量」を求めました。最終的に、一週間にメチル水銀として二〇マイクログラムが安全な量として許容しうる一週間の最大摂取量、すなわち妊娠後期の母親の平均体重を六〇キ

図3 妊婦の毛髪中の水銀濃度

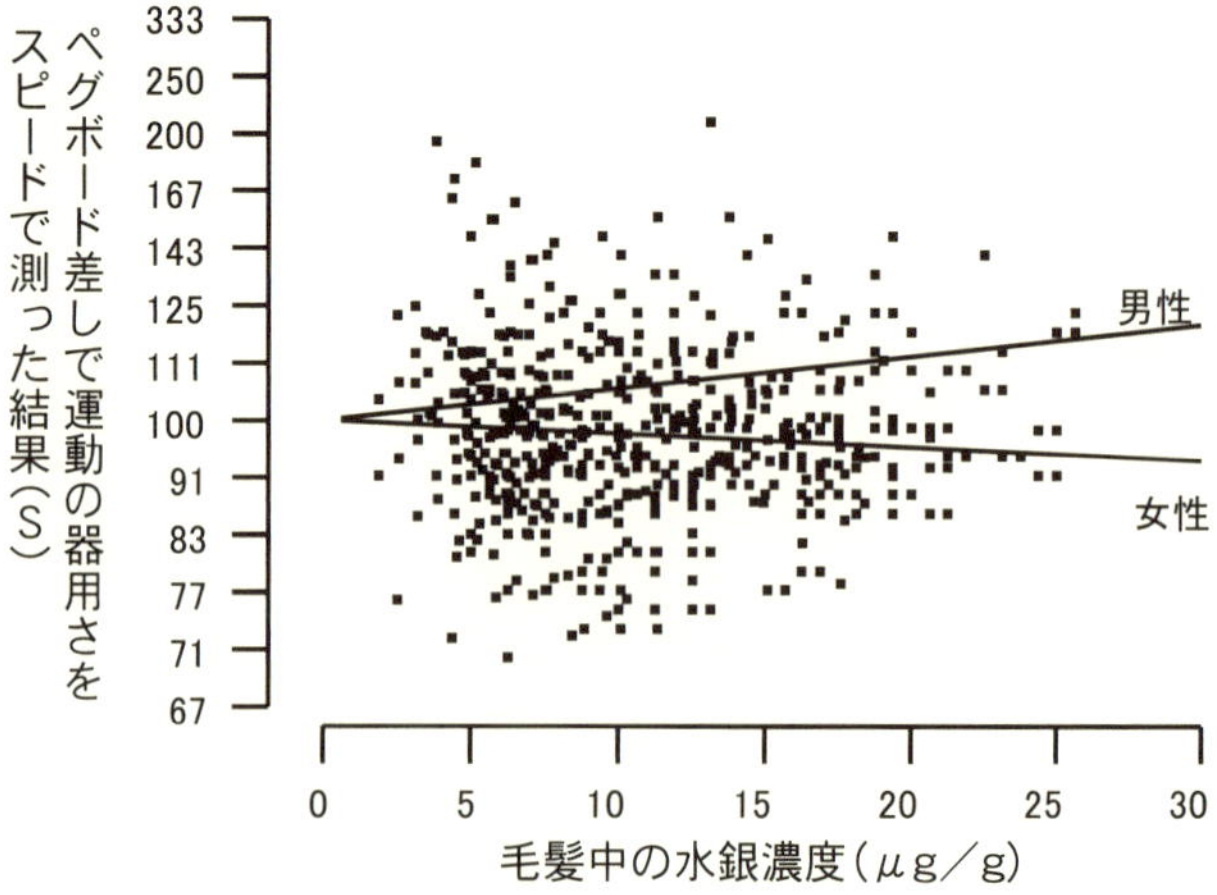

ログラムとすると、一二〇マイクログラム／人という値が提案されたのです。この数値をもとに、さまざまの魚で測られた水銀濃度では、どの程度までなら妊娠中に食べても大丈夫という目安が示されました。

このことを、一週間の魚からの水銀摂取量を算出する際に基礎となった毛髪中の水銀濃度で表わすと、妊娠可能な女性のほとんどすべての人が安全で許容できるとされたのは、平均で一一ｐｐｍ*4という濃度でした。そこで、日本人女性の毛髪水銀濃度の幾何平均*3を調べたところ、一・三七ｐｐｍでしたが、妊娠可能な一五歳～四九歳の女性の毛髪水銀濃度の分布を見ると、全体の二六・三パーセントが一ｐｐｍ以下、七七・八パーセントは二ｐｐｍ以下、九八・三パーセントは五ｐｐｍ以下、さらに九九・九パーセントが一〇ｐｐｍ以下という実情でした。

魚介類は安心して食べてもいい

つまり対象となる女性のうち、ほとんどすべての人が、魚介類からの水銀摂取量は「安全な範囲内」なので、水銀摂取を心配して魚介類を食べることを制限しなくても大丈夫、と考えていいのです。この微量のメチル水銀摂取について、内閣府の食品安全委員会は、厚生労働省の諮問を受けて、魚介類中に含まれるメチル水銀の健康への影響を科学的に評価し、その結果を二〇〇五年八月に公表しました。これによると、通常の魚介類の食べ方なら、その魚介類から摂取するメチル水銀量は健康的にはまったく問題はありません。むしろ、魚介類を食べることによって健康に良い影響が多く見られる、というのが全体としての結論です。

妊婦さん向けに厚生労働省から出された注意事項の解説は、少なくとも最初のものは普通の人が読んで理解するには分かりにくく、悪くするとかえって不安を招きかねないものでした。筆者は、どのような解説が望ましいかを検討し発表したのですが、情報のあり方については別の機会に記します。またなぜ、まぐろが含まれていないのかという疑問について、筆者が協力した東京都福祉保険局の職員が丁寧な解説を都の報告書に書いていました。

＊1　人を対象にした健康への影響と影響要因の関係を調べる調査研究。

＊2　摂取された量が分解や排泄により半分に減るのに要する期間。

＊3　幾何平均とは汚染の分布などのようにほとんどの場合に低濃度で、わずかに高濃度の例が見られるような時に計算する平均値の出し方。

＊4　ｐｐｍというのは１００万分の１という単位。毛髪１ｇ中では１㎎のさらに千分の１の１μ

gが1ppmということになる（用語説明参照）。

7 厳重であるべき食物アレルギーの表示

私たちにとって食べ物はそもそも異物です

特定の食べ物にアレルギー反応を示す人は全人口の二パーセント程度といわれていますが、年々増加しているようです。厚生労働省（二〇〇〇年）や、東京都衛生局（一九九九年）による乳幼児健診時の調査では、約一〇パーセントが有症者でした。また、アレルギー性皮膚炎の約一〇〜一五パーセントは食物に対する異常反応によるという報告もあります。

卵や牛乳は、免疫機能が発達途上の幼児期にアレルギーの原因となりやすい食品ですが、成人になるにつれて約八〜九割が、自然にアレルギー反応を示さないで食べられるようになります。逆に、ある程度成長してから発症するようになるエビ・カニ、魚介類、果物を原因とする食物アレルギーは、一度なってしまうと生涯続く場合が多いこともわかってい

表1 アレルギーを起こす可能性があるため表示が義務付け、または奨励される食品

特定原材料（表示義務） 7品目

卵、乳、小麦、えび、かに、そば、落花生

特定原材料に準ずる（表示の推奨） 18品目

あわび、いか、いくら、オレンジ、キウイフルーツ、牛肉、くるみ、さけ、さば、ゼラチン、大豆、鶏肉、バナナ、豚肉、まつたけ、もも、やまいも、りんご

表2 表示された例

複合調理加工品	原材料名
洋菓子	小麦粉、砂糖、植物油脂（大豆油を含む）、マーガリン（大豆油、脱脂粉乳を含む）、脱脂粉乳、洋酒、でん粉（小麦を含む）、香料（乳、卵由来）、乳化剤（大豆由来）

ます。

そもそも、私たちの身体には身を守るため、外部から侵入する異物を排除するシステムが備わっていて、これを免疫機構といいます。食物アレルギーは、体が食物を異物として認識して過敏な反応を起こしてしまうことをいいます。

実は、食物は本来は身体にとり異物ですが、もし食物をすべて異物として拒否すると、動物は生きてゆくことができません。普通は、過剰な反応を抑制する免疫寛容という仕組みにより、食物成分を異物とは認識しないようになっています。しかし、さまざまな原因でこの免疫寛容の仕組みが正常に機能せず、食物成分に対して免疫機構が几帳面に働くとアレルギーが発症してしまうのです。

アレルギーは一命に関わる重大な危害

アレルギー症状には、「かゆみ・じんましん」「唇の腫れ」「まぶたの腫れ」「嘔吐《おうと》」「咳《せき》・喘鳴《ぜんめい》」などの他、重症な場合には、喫食後三〇分以内にショック状態（アナフィラキシーショック）になり、死に至る場合さえあります。

しかも、残念ながら現在のところは、食物アレルギーの治療に有効な手段はありません。アレルギーを起こさないように自衛する手段は、自分にとりアレルギーの原因となる物質

（これをアレルゲン物質という）を知って避けるしか方法がありません。どの人がどの食品にアレルギー反応を示すかを知るためには、専門医による皮膚パッチテストを行う方法があります。しかし多くの場合には、偶然にある食物に対してアレルギーが発症することではじめてわかるのです。

このため「食品衛生法」では、多くの人にアレルギーを起こしやすい物質として「卵」「乳」「小麦」、そして重篤な症状を起こす物質として「そば」「落花生」が特定原材料として指定されています。二〇〇八年六月からは、エビとカニが特定原材料に追加されて、合計七品目が表示義務品目となりました。これらが加工食品に含まれている可能性がある場合には、必ずそのことを表示しなくてはなりません。このほかに一八品目に表示が奨励され、特定原材料に準ずる品目とされています（**表1**）。表示の対象は、容器包装された加工食品で、消費者向けも業務用食品も対象となります。具体例を**表2**に示します。

アレルギー反応は感受性の高い人では、ごく微量の摂取でも起きるという特徴がありますが、現時点では最終加工品中に特定原材料のタンパク質としての量が、液体の場合には食品一ミリリットル中に数マイクログラムレベル[*1]、固体の場合には食品一グラム中に数マイクログラム以下の場合には、アレルギーを起こす可能性が低いとして表示しなくてもよいとされています。

しかし、特定原材料の多くは広く使用される食品であるだけに、困難があります。たとえば、輸入原材料についての情報の不足、また、製造設備の清掃不十分による他の加工品の製造工程からの混入の問題などが、表示上の悩みとなっています。とはいえ、アレルギーは場合によっては命に関わる危害につながります。他の食品表示に比べて、厳重な管理が必要であることは明らかだと思います。

花粉症が増えていることとの関連は？

食物アレルギーではありませんが、毎年春になり、スギ花粉が飛散する頃に花粉症で悩まされる人が特に都会で増えているようです。この原因としては、スギ花粉の量が増えた上に、都会の環境ではなかなか消滅しにくい、ディーゼル車の排ガスによる感作性（アレルギー反応を起こす性質）の増強、あるいは衛生的な環境になったために身体に本来備わっている免疫機構のうち細胞性の免疫機構が低下した半面、もう一方の液性免疫機構*2が過剰に働くようになった可能性、など諸説あります。食品アレルギーとの関係では、もしかすると衛生的な環境になったために起きている身体の側の免疫機能の変化が関係しているのかもしれませんが、まだよくわかっていません。

＊1　1μgは、100万分の1gにあたる。

＊2　液性免疫機構　卵や牛乳を認識するIgE抗体という生体側のタンパク質と原因物質のアレルゲンが結合すると、ヒスタミン、ロイコトリエン、プロスタグランディンが放出され、即時型アレルギー反応が起きる。こうしてかゆくなったり、鼻水が出たり、気管支が収縮してぜいぜいしたりする。他方、ウイルス感染細胞やがん細胞など自分の細胞に隠れている異常を発見して、生体の持つTリンパ球やNK細胞などが直接攻撃する免疫の仕組みを細胞性免疫という。

第Ⅳ章

生産・輸入の現場とのつながりは

輸入食品による食中毒事件・産地偽装が続きました！

国内の安全管理、外国の食生活は

どうなっているのでしょう？

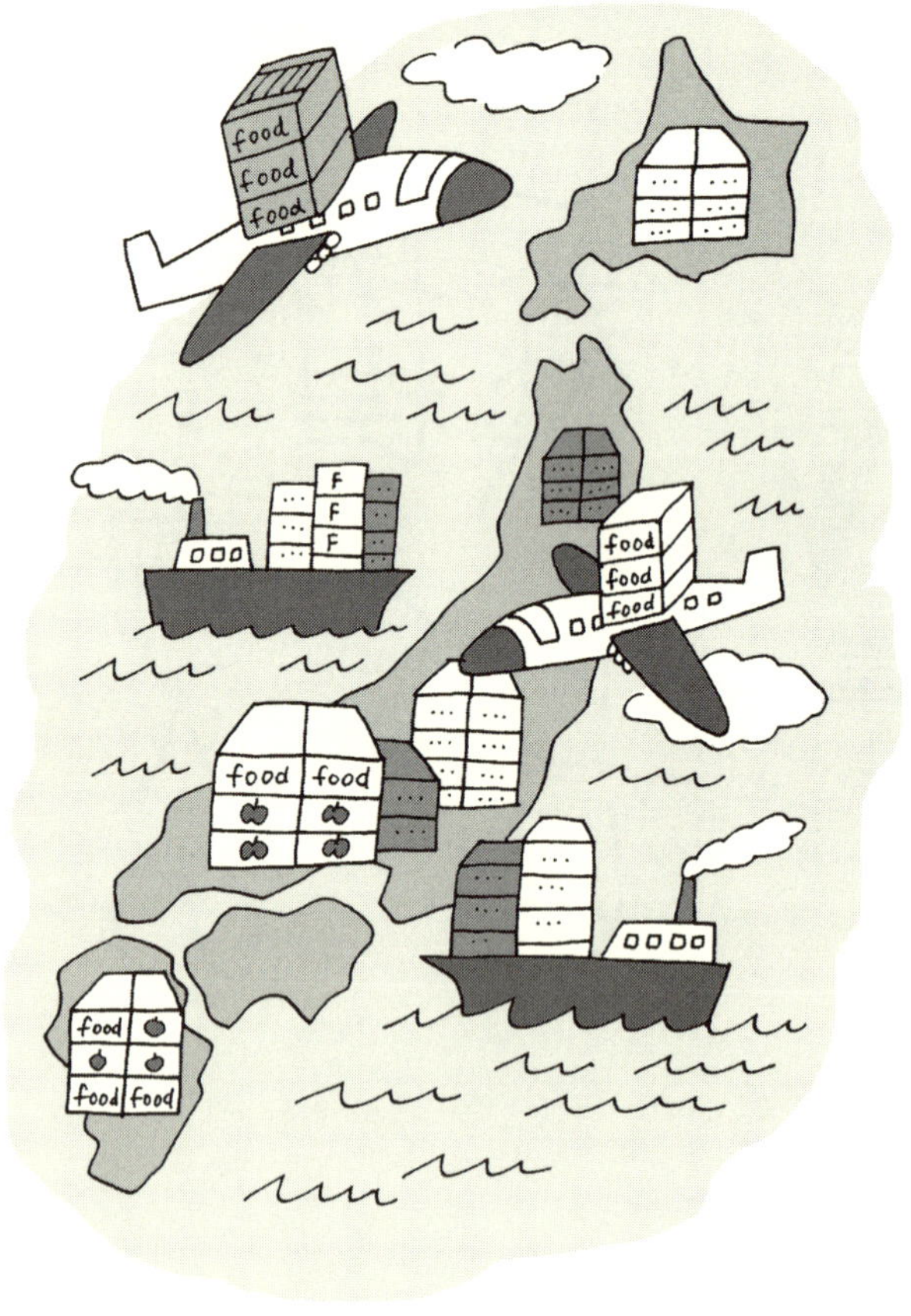

1　ワカメとウナギの偽装表示はなぜ起きたか？

ブランドの人気に生産量が追いつかなくなった

徳島県の鳴門《なると》ワカメの最近の年間収穫量は七、七〇〇トンで国内三位、関西方面で人気があります。瀬戸内海と紀伊水道の間の潮の満ち干でできる渦潮で有名な鳴門では、早い潮流にさらされ強いコシのある歯ごたえのよいワカメがとれ、三陸《さんりく》に次ぐ養殖ワカメの産地です。何と一、三〇〇年前の歌集『万葉集』に、鳴門のワカメと渦潮が詠まれているのです*。実際国産の養殖ワカメは一九七〇年前後から天然産を上回り、品質と収穫量の改善、加工技術の発展によって需要が著しく拡大しました。しかし国内産だけでは需要に追いつかず、韓国や中国からの輸入量が増大し、最近は全国の供給量三五万～四〇万トンのうち、中国産が五〇～六〇パーセント、韓国産が二〇パーセントとなり、国産は五万～七万トンまで低下しています。

筆者は徳島大学在職中に、県庁職員と県の水産研究所の研究者の案内で、ワカメ収穫の現場をみせてもらいました。ワカメの収穫は二～三月が最盛期とされ、冷たい海から収穫したワカメは船から引き上げるとただちにゆでられます。厳冬期に早朝から、数メートルもある海水をたっぷり含んだワカメを船から引き上げ、カットし釜ゆでにする作業が数時間立ちどおしの重労働です。販売価格の安い食品で、仕事がきついため若い後継者が少ないという悩みを聞き、自然環境の変化による収穫減以外にこのことも国内生産が少なくなっている大きな理由の一つと思われました。

こういった中で鳴門市内の海産物加工会社が、中国産や韓国産のワカメを混ぜた製品を「鳴門わかめ」と表示して販売し、二〇〇八年一月に「原産地虚偽表示」の疑いで徳島県警の家宅捜索を受けました。この海産物加工会社は「鳴門産わかめが足りないので中国産を混ぜた」とコメントしています。ワカメを生産する約八〇戸が所属する里浦《さとうら》漁協では「鳴門わかめの評判を落とすだけでなく、漁師の死活問題につながる」と、困惑の色を隠しませんでした。地元徳島の消費者や有識者からは「なると金時、スダチ、鳴門わかめは徳島の顔であり、県はイメージ回復に努めてほしい」の意見が寄せられました。

鳴門市などのワカメ加工業者団体と生産者の団体は、再発を防止するため二〇〇八年二月に法令遵守を謳《うた》った協定を締結、今後は生産者が産地偽装した加工業者にはワカメを売らないとして「安全・安心宣言」を発表、立ち会った県知事は県外物産展で自らＰＲして、ブランドの信頼を取り戻したいと約束しました。筆者は、県、生産者、加工業者、消費者らが、ワカメの産地偽装問題によって揺らいだ信頼回復の方策を検討するために設立した「鳴門わかめ安心適正表示確立緊急対策協議会」会長をお引き受けし、県民の願いを代表して、関係業者に今後の厳正な取り組みをお願いしました。

しかし、大変残念なことに翌二〇〇九年と今年（二〇一〇年）に、一部の加工業者による産地偽装（中国産の混入）が摘発されました。この摘発は、内部通報からと報じられていますが、偽装確認のためには、中国産と鳴門産に含まれる窒素の安定同位体元素の含有率の違いの分析までしたということです。その上で大手販売会社は信用を守るために、安全性には問題のない約九五〇万パック（小売価格二〇億円相当）のワカメを自主回収すると発表しました。産地偽装は許されませんが、安全で食べられる食品が信用のために回収・廃棄されるということは、苦労して収穫する生産者に大打撃であるだけでなく、消費者にとっても決して好ましいことではありません。

ブランド信仰と中国産食品への不安を巧みに利用

二〇〇九年四月、神戸地裁は、「中国産ウナギを、国内生産量第一位の愛知県一色《いっしき》町産と間違えさせる産地偽装をして不当な利益を得た」として「不正競争防止法」違反（虚偽表示）で、㈱魚秀《うおひで》社長ら五人に執行猶予つきの有罪判決を言い渡しました。

偽装のきっかけは、二〇〇七年夏に魚秀と親会社の徳島魚市場が扱う中国産の冷凍ウナギかば焼きから、使用が禁止されている抗菌剤のマラカイトグリーンが検出されたために、大量の在庫を抱えたことでした。中国産を国内産と偽ることにより、在庫を処理することができるばかりではなく、価格を上乗せすることによって多大な利益を得ようとしたのです。偽装によって魚秀が得た利益は約三億円に上るとみられています。

魚秀はいったん販売した商品を買い戻し、別の子会社に転売するなど、手の込んだやり方で偽装発覚を逃れようとしていました。県内の水産業者は、水産業界に販売不振の余波を残し「県産海産物のイメージを決定的に低下させたのに執行猶予つき判決は納得できない」と怒りをあらわにしています。一方で、兵庫県内のスーパーは、卸業者から問題のウナギの取引を持ちかけられたが「ウナギは代々続けている業者が大半で新たな業者が生まれることはなく、この製造業者の名前は聞いたことがなく国産にしては安すぎる。製造業者の住所を調べたら内陸部の山中だったので不審に思い、断った」とコメントしています。

ここからいろいろなことが見えてきます。すなわち国内産と外国産のウナギに少なからぬ価格の違いがあり、さらに日本の消費者には国産品に対する信頼と食品流通におけるブランドの価値が存在しています。魚秀はこのギャップを利用し、国産品への消費者の信頼を利用して利益をあげようとしたものです。ウナギの産地偽装には多少のリスクを冒してでも、大きな利益があるということなのでしょう。国産ウナギと中国産ウナギは、一般の人だけでなく、日本から中国に持ち込んだウナギなのでＤＮＡ鑑定をしても区別がつかないといわれます。〝国産〟という表示をつけただけで高い金額を支払う風潮が、この産地偽装の隠れた原因になっているといえないでしょうか。

ウナギ事件とワカメ事件の違いと産地偽装をなくす道は？

ここで、徳島を舞台にしたワカメ事件とウナギ事件との相違を、客観的に見てみようと思います。産地偽装をして消費者を裏切ったことに関しては同じで、いずれも許されることではありません。このうち、ウナギ事件は関連業者に賄賂《わいろ》を渡し、手の込んだ偽装に手を染め莫大《ばくだい》な利益を確保しようとした犯罪です。

ウナギの場合には明らかに利潤目的でしたが、ワカメの場合は特産品として人気があり注文は多いのに、生産現場は重労働で価格もそれほど高くないため経営は苦しいと聞きました。とはいえ、加工業者が利益確保のため安易に産地偽装に走るのは問題であり、どうしたらよいのかを考える必要があります。最近は、より詳細な表示の徹底とその監視、規制と罰則の強化という方策が次々ととられてきています。しかし一番身近で偽装の事実を知りうる立場にあるのは、実はそのことに関わる従業員や取引先ですが、内部告発に踏み切るのは多大な個人リスクを背負いこむことになり、悩ましいことです。

いま消費者の間では、食品表示への関心が高く、産地の偽装などがあるとマスコミによって厳しく追及を受けます。他方、最近、農林水産省や〝食育〟を推進をする人たちからは、「地産地消」や「食料自給率向上」の掛け声があがっています。しかし、地域の特産を支える生産現場や流通には必ずしも十分な配慮がなされていないのではないでしょうか？　掛け声の内容を実現し、かつ、特産ブランドを支え産地偽装をなくしてゆくには、ブランドの宣伝や、偽装はいけないといった精神論だけでは解決しません。

さらに自ら販売したいわゆる「事故米」の食用への転売も十分チェックできない状況の中で、今でも多いのではないかと思われる表示監視のスタッフの増員というようなことで対応するのはどうかと思われます。消費者庁などが進めようとしている、どちらかといえば中央官庁にとっては容易で、食品産業の大部分を占める零細事業者や真面目な消費者の負担を大きくするだけの表示の厳格化や、規制の強化は、消費者の不審の原因を減らす方向ではなく、むしろ増やす方向に向かっているように見えます。安全でおいしく食べられるはずの大量の食品を、ある程度は保険でカバーできるかもしれませんが、信用を守るために摘発のつど「自己回収」し、食品を廃棄するという無駄なことをなくしてゆかなければなりません。

生産現場の実態を知り、重労働を軽減する技術的な支援や、生育する自然環境の整備、後継者が育つための経営面での合理化の支援、消費者に生産現場の実情を知らせることも必要です。ブランド創出と維持に努力を重ねている生産者は別として、販売・流通側は農林水産省、消費者庁もまきこんで、消費者に必ずしも根拠の明確でない〝国産品至上主義〟を宣伝することを見直し、ともに何が大切かを考え、手を携える必要があると思われます。

＊　これやこの名に負ふ鳴門の渦潮に玉藻苅るとふ海人乙女ども

2　日本の食品衛生管理に対する海外からの評価は高い

食品事業者の責務の明文化と自主衛生管理

二〇〇三年に新たに制定された「食品安全基本法」の第八条には、国や地方自治体と並べて食品安全における事業者の責務が明記され、同じ時期に改正された「食品衛生法」第

表 一般的衛生管理プログラムの内容

1	施設設備の衛生管理
2	衛生教育
3	施設設備・器械器具の保持点検
4	ネズミや昆虫の防除
5	使用水の衛生管理
6	排水および廃棄物の衛生管理
7	個人衛生（従事者の衛生管理）
8	原材料の受け入れ、食品などの衛生的取り扱い
9	回収（製品の回収プログラム）
10	製品などの試験検査に用いる器械器具の保守点検

三条には「食品事業者自らの責任において食品の安全性確保のため必要な措置を講ずるよう努めなければならない」とされました。ここで必要な措置とは、具体的には自主衛生管理措置として都道府県条例で定める管理運営基準を守ることになります。

厚生労働省は「国際食品規格（コーデックス）」の「食品衛生一般原則」を参考にして、食品事業者が実施すべき管理運営基準に関する指針を示し、各都道府県への助言としています。これは食品事業者が、**表**の「一般的衛生管理プログラム」を「適正製造規範」と「衛生標準作業手順書」に具体化して、自主検査、原材料の安全性確保、記録の作成と保存、適正表示の実施など、日々の製造販売などで必ず実施すべきことを示しています。

自治体の食品衛生監視員は、食品事業者による自主衛生管理を支援し、監視指導する役割を持つ第一線で働く人たちです。食品安全管理はこれまでの経験主義的な安全管理に比べて、最近ではシステム化が進み、参考や目標が示されるようになってきました。そのひとつが「危害分析重要管理点」（ＨＡＣＣＰ：ハサップ）と呼ばれる食品製造工程の「重要管理点」を定めて、そこを重点的に管理する仕組みです。しかし、中小企業が多いわが国の食品企業では、営業、仕入れ、製造、納品の流れの中で、毎日の在庫や品質管理や研究・開発と並行して、組織的、そして系統的な取り組みは、実際上なかなかたいへんです。

草の根の食品衛生の指導と支援

日本の食品産業を支える業界は、事業の規模別に図のようです。高度な管理レベルを要求しても、一部の大きな製造業や流通業は別として、資金や人手、技術レベルから見て、さまざまに限界を抱える中小・零細の事業所が大部分です。そのため、国はもちろんですが、地方行政や衛生関係の専門的な協会などの指導や支援が大切になってきます。

生産から消費に至るフードチェーンにおける安全確保については、日本食品衛生協会が、食品関係事業者の自主衛生管理体制の確立などを目的に設立されました。そのために、約五〇年前に食品衛生指導員制度を発足、現在約六万三、〇〇〇名の食品衛生指導員が行政

図　従業員数別食品産業事業者数

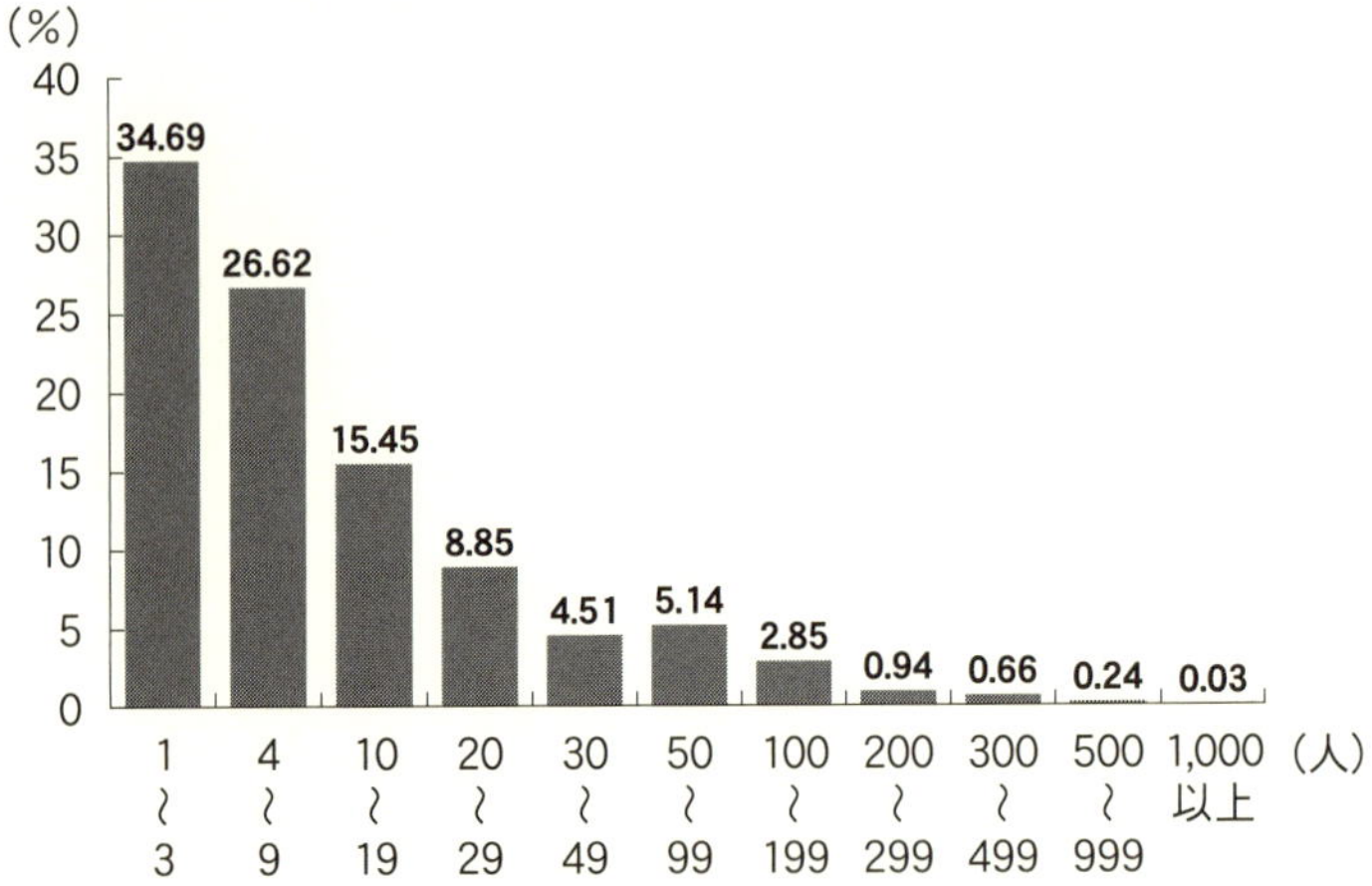

と連携を保ち、食品関係事業者の衛生指導などの活動を行っています。

活動の一端をご紹介しましょう。筆者は二〇〇七年二月に徳島県の食品衛生指導員大会に出席しました。大会は毎年一回開催、地域で食品衛生指導を担当する指導員間の交流や優れた活動の顕彰をしています。徳島県内八保健所の管轄区域に八支部があり、資格をもった六二〇名余の指導員が年間を通じて、食品関連企業を巡回して指導や講習を行っています。

たとえば、ある地区では二六五件の会員企業を四名で分担して巡回訪問し、食品被害賠償共済の保険金を集めつつ、検便容器を配布・回収し、調理作業場の細菌汚染をチェックするための拭き取り検査や、手洗い指導に始まり、賞味期限や表示について対話をし、時には懇談会を開いています。巡回では「よくお世話をしてくれてありがとう」と、ねぎらいと感謝の言葉をかけられるそうです。食品安全の理論もさることながら、食品衛生の基本を身につけ、行政とは別の立場で地域に密着して草の根的な活動を実践している指導員の地道な活動が食品安全の支えになっていることを知らされました。

公表された監視指導計画からわかること

「食品安全基本法」制定と期を一にした「食品衛生法」の改正により、国や地方自治体の食品衛生監視指導計画が毎年公表され、国民が意見を述べられるようになりました。たとえば二〇〇九年度の輸入食品監視指導計画*には、次のように記されています。

――輸出国における衛生対策の適正化を推進するため、農薬、動物用医薬品又は飼料添加物（以下「農薬等」という。）の残留に係る法第11条違反等の事例が多い輸出国を中心に衛生対策の推進を求めたほか、牛海綿状脳症（以下「ＢＳＥ」という。）等に係る輸出国の衛生管理についても現地調査を行った。また、中国産食品については、乳等へのメラミン混入などの問題が相次いで発生したことから、11月に開催された日中保健大臣会談において、中国政府に対し食品安全に係る十分かつ速やかな情報の提供を要請した。（中略）当該期間において、輸出国政府に対する衛生対策の要請を延べ63件行ったほか、８月に米国産牛肉の対日輸出処理場10施設、10月にカナダ産牛肉の対日輸出処理場５施設の現地調査を行った。（中略）これらの取組に加え、昨今の食品への有害物質等の混入事案を踏まえ、引き続き輸入者による輸出国段階における自主的な衛生管理の推進を図るとともに、輸出国における衛生対策に関する情報収集を推進し、問題発生の未然防止に努めていくこととする。――（原文のママ）

さらに各都道府県ごとにも住民から意見を聞いて食品衛生監視指導計画に反映させるとともに公表して、前年度の実績を公表しています。

都道府県では衛生課や、保健所で食品衛生監視員（全国の累計登録者約八、〇〇〇人）が、管内で製造あるいは流通する食品の収集・検査を行います。それとともに、食品関係事業者の営業の許認可・衛生監視及び指導、食中毒発生時の調査及び違反業者の行政処分、「食品衛生法」や各自治体の条例に基づく調査や違反に対する行政処分、事業者や住民への食品衛生についてふだんの情報提供や教育と知識の普及、食品に関する苦情対応などの業務を行っています。

最近では、食品安全と安心への取り組みにおいて群馬県が全国自治体の先進例となり、県庁内で横断的に対応をすすめるだけでなく、県内の諸団体と協力して、コミュニケーシヨンを支援するさまざまなツールなどを開発し、各自治体間の食品安全リスクコミュニケーションの連携をも進め、他の自治体や関係団体にも提供しています。

わが国の食品安全管理のレベルについての海外からの評価

わが国の食品関連事業者の実情と、衛生管理の指導に責任をもつ国と自治体、専門協会の活動の一端を記しましたが、これを世界と比べるとどうなのでしょう。

二〇〇八年にカナダのレジナ大学のマーケティングと微生物学の教授は、衛生管理、リスク削減、リコール、トレーサビリティーなど、四五項目の指標により、ＯＥＣＤ加盟先進一七か国について食品安全行政のランクづけを発表しました。日本はイギリスに次いで第二位（第三位・デンマーク、第四位・オーストラリア）にランクされているそうです。

このランクづけは公的なものではありませんが、海外から客観的に見て、日本の食品安全のレベルは世界で引けをとらないレベルにあることを語っているといえましょう。もちろんすべてが十分とはいえないことは、日々目にし・耳に聞く、いくつかの事件や事故からも伺われます。しかし冒頭に記したように、中小・零細の事業所が大部分を占める中で、自治体や業界の衛生関係者の支援や指導もあって、大規模な食中毒の発生など事故や事件を減らす努力が重ねられています。

このような事情を踏まえると、怪しげな情報に振り回されて食品選択の幅を狭めたり、廃棄する食品をいたずらに増やしたりすることが、賢明なやり方ではないことにお気づきいただけるのではないでしょうか。

＊　平成二十一年度「輸入食品監視指導計画」1ページ、14～24行目、および2ページ、6～13行目を引用。

3　検査データからは輸入食品の〝安全性〟が見えてくる

食品の検査に要する手間と時間は膨大だ

二〇〇八年一月に中国産の冷凍餃子《ギョーザ》による食中毒事故が伝えられ、安価さと便利さから中国製の冷凍食品を重宝してきた流通業界と消費者は大混乱に陥りました。オリンピック開催を控えた中国政府への政治的配慮もあってか、日本政府が情報開示に消極姿勢をとる間に、国民は中国不信を深め、餃子だけにとどまらず中国製食品全般のボイコットに近い状況が作り出されました。

ところで輸入食品の安全確保は、本当のところ、どうなっているでしょうか？　基本的には次の三段構えで行われています。

(1)　輸入業者による輸出国での指導（日本の政府が国境を越えて内政干渉はできない）と国レベルでの情報収集

(2)　輸入時の検疫

(3)　国内流通時の地方自治体による検査

輸入食品に対してわが国は「食品衛生法」に基づき、二〇〇八年時点で三四一名の食品衛生監視員が、非常に厳しい検疫体制を実施しています。しかし、輸入食品の届け出件数[*1]がここ三〇年間で約七倍にも急増し、審査はともかくとして検査を格段に強化することは限界といえましょう。食品の場合、検査目的のためとはいえ輸入品を長期間倉庫に滞留させると腐敗等の品質劣化を招くので、検査はスピーディに行わなければなりません。しかし、食品にはタンパク質や脂肪や炭水化物のように、性質の異なる多種多様な成分が混在しています。その中にきわめて微量にしか入っていないであろう、化学的に性質の異なる個別の汚染物質を分離・定量しなければなりません。検査には、環境調査にないたいへん高度な技術と超精密な分析機器と時間（最低三日）が必要とされるのです。

実際に関《かか》わらない人にはわかりにくいのですが、食品の場合、試料調整のための分離や精製の手間が大きく、分析は水や大気のような環境サンプルに比べるとはるかに複雑です。またサンプルは、同じ作物でも収穫期や産地や品種などによって大きく異なり、そのばらつきの大きさと必然的に伴う誤差の幅にもかかわらず、厳密な基準値の適用の問題など検査上にはいくつもの困難な壁があります。

図に厚生労働省の輸入食品検査体制の見取り図を示します。モニタリング検査では、すべての輸入食品について、統計的なばらつきと分析の精度を考慮して一定割合のサンプリングによる検査が行われます。さらに、輸出国からの危害情報の入手などを基に、特定の国や特定の食品を対象にして、より厳しい命令検査を実施します。また、輸出国で中毒事故が多発しているなどきわめて危険度の高い場合には、一括輸入禁止措置がとられます。

中国食品の違反率は意外に低い

二〇〇八年度の輸入食品の届け出件数は実に約一七六万件にも上ります。これを品目別で見ると、生鮮肉類一六・二万件（九・二パーセント）、次いでアルコールを含む飲料一四・七万件（八・四パーセント）、野菜調製品一二・五万件（七・一パーセント）、飲食器具一一・四万件（六・五パーセント）、乳・酪農製品八・八万件（五・〇パーセント）、魚

図 輸入食品検査体制の概要

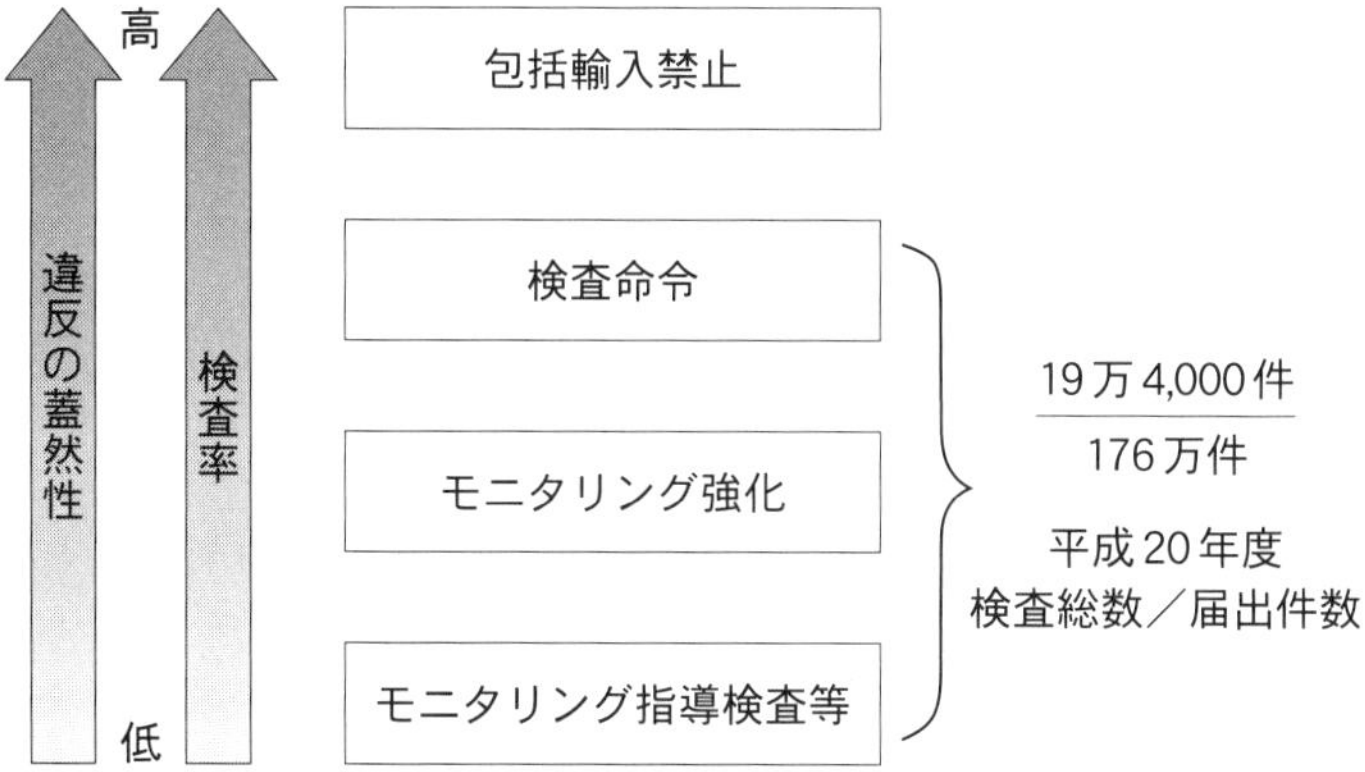

表1 2008年度輸入食品監視統計の結果

	検査件数	違反件数（違反率）
全検査（検査率11％）	193,917件	1150件（0.59％）
うち命令検査	95,490件	681件（0.71％）

届出件数176万件

表2 国別の違反件数と違反率（2008年度）

	検査件数	違反件数	違反率
検査全数	193,917	1,150	0.59％
中国	88,205	259	0.29％
韓国	6,932	46	0.66％
タイ	16,767	110	0.66％
フランス	5,302	31	0.58％
アメリカ	19,037	140	0.74％

類加工品八・八万件（五・五パーセント）などでした。

生産・製造国別に見ると、中国が四七・三万件（二七パーセント）で最も多く、次いでアメリカ二〇・九万件（一一・九パーセント）、フランス一八・〇万件（一〇・二パーセント）、タイ一二・九万件（七・三パーセント）、韓国一一・〇万件（六・三パーセント）、イタリア七・七万件（四・四パーセント）の順です。

二〇〇八年度の輸入食品検査の結果を、厚生労働省が公表している輸入食品監視統計*2から引用し**表1**に要約しました。届出件数の一一・〇パーセントの約一九万四、〇〇〇件について検査が行われ、検査件数の〇・五九パーセントにあたる一、一五〇件が食品衛生法違反（書類上の不備を含む）として、積み戻しまたは廃棄等の措置がとられました。

違反の内訳は、基準や規格を定めている「食品衛生法」第一一条の違反（危害の可能性とは直結しない成分規格の違反、大腸菌群陽性、農薬残留基準違反、抗菌性物質含有、添加物使用基準違反など）が八四七件（六九パーセント）と最も多く、次いで危害の可能性に結び付く腐敗、病原微生物、有毒物混入の禁止に関する第六条の違反（ナッツ類のカビ毒アフラトキシン汚染、フグなど有毒魚類混入、貝毒検出、シアン化合物検出、食肉製品中のリステリア菌の検出、米、小麦等の輸送時の腐敗・変敗・カビの発生など）が二五六件（二一パーセント）のほか、危害の可能性とは必ずしも結びつかない第一〇条の違反

（指定外の添加物使用など）が六五件（五・三パーセント）でした。

くり返しになりますが、ここで指摘しておきたいのは、違反といっても、魚介類毒や病原微生物汚染、発がん性天然毒のアフラトキシン汚染を除いて、ただちに健康への危害が懸念されるケースは必ずしも多くないことです。

しかも一四〇ページに書いたように、農薬の残留基準値は、ある作物について基準値の二倍以内で違反があったとしても、食べてすぐに健康被害が問題とならないような安全係数を見込んで決められています。仮に輸入食品に残留基準値違反が数回あって、その食品を口にしたとしても健康被害が発生する危険性は低いので、むしろ「違反」という理由でただちに対象となるすべての食品を廃棄するのは、世界中の飢餓人口の存在を考えれば、納得しにくいもったいなさです。

さらに、全検査のうち約半数の検査は、問題がある可能性の高い場合に実施する命令検査であったにもかかわらず、検査全体での違反率が〇・五九パーセントということは、少なくとも九九・四パーセントは安全だということになります。さらに、違反食品は積み戻し廃棄されて市場に出回らないので、市場にある輸入食品はほぼ一〇〇パーセント近く安全ということになります。

次に国別の違反状況の実態をみると、多くの人の〝思い込み〟と違った姿が見えてきます。表2に示すように、中国や韓国の違反率は全体の違反率の平均以下である一方、タイやアメリカやフランスは違反率の平均を上回っています。検査件数は輸入の届け出件数と命令検査の状況をほぼ反映していますが、全検査のうち約半数が中国からの輸入品であったことを考慮すると、中国からの輸入食品が特に問題が多いとは決していえないことがわかります。

アメリカからの輸入食品検査では、とうもろこしやナッツ類に付着するカビが生産する天然の強力な発がん物質アフラトキシンの検出違反が例年多いこと（違反率はほぼ四パーセント前後）を知れば、さらに驚くことでしょう。

国別の違反率のこの傾向は毎年大きくは異なっていません。輸入食品の検査結果を知ると、多くの人が輸入食品、とりわけ中国からの輸入品について持っている不安と、安全の実態のギャップがいかに大きいかがわかるのではないでしょうか？

＊1　個人輸入は別として、販売のためには届け出なしでの輸入はできない。
＊2　厚生労働省の輸入食品監視統計情報サイト（2010年7月4日現在）
http://www.mhlw.go.jp/topics/yunyu/tp0130-1a.html

4―世界への窓から食を見る

私たち日本人の食生活とほかの国の食生活は

私たちは今、豊かで安全な食材をきわめて安価に入手し、ほぼいつでも欲しい食品を入手できるというたいへんに恵まれた環境の中で暮らしています。しかし、地球上のほかの国や地域では、食べることに事欠く飢餓難民や、衛生的でない食品や水に頼るために死ぬ幼児がまだたいへん多くいます。

国連食糧農業機関（ＦＡＯ）は二〇〇九年六月に、過去最高の一〇億二、〇〇〇万人の飢餓人口（全世界人口の六分の一）がいるとの推計結果を発表しています。また、ユニセフと世界保健機関（ＷＨＯ）は、不衛生な下水処理や汚れた飲み水が原因で起こる病気により、世界で毎日少なくとも四、五〇〇〇人の子どもが死亡しているとの調査報告書を、二〇〇六年に発表しています。

タイで暮らした経験を持つ科学ライターの森田満樹《もりたまき》さんの話では、現地では消毒のために料理に火を通すことは必須ですが、同時に食品中に残っている可能性のある農薬を分解するために食品に直接、酸化力の比較的強い過マンガン酸カリウムの液体を振りかけて食べることが行われているそうです。わが国では、まったく安全な保存料を食品添加物として使うことさえ心配する人がいる中で、食品中に過マンガン酸カリウムを使うことが適切かどうかは別としても、途上国では乳幼児の最大の死亡原因が非衛生的な水経由の感染症であるために、私たちとまったく違う心配が現実となっているのです。

また、アジアの環境問題を研究している関東学院大学の織朱實《おりあけみ》教授は、女子学生を連れてモンゴルを訪問しました。モンゴルは、元来、定住生活をしなかったので野菜の栽培などはできず、食べ物も以前はほとんど毎日、羊の肉か乳から作ったものしか食べていなかったとのことです。また移動生活では、水道設備やごみ収集の仕組みは必要としませんでしたので、これらの設備は十分ではありません。彼女が連れていった女子学生たちは、初めはシャワーが使えないとこぼしたそうですが、時間がたつと慣れたそうです。しかしモンゴルでも最近は首都のウランバートル近郊に定住する人口が増えるとともに、衛生設備やごみ処理の不備が大きな問題になっているとのことです。

さて、少し視点を換えて、内閣府の食品安全委員会が招いたフランス国立科学研究センターのフィッシュラー博士による、食事に対するアメリカ・イギリスとフランスの考え方の比較の話をご紹介しましょう。

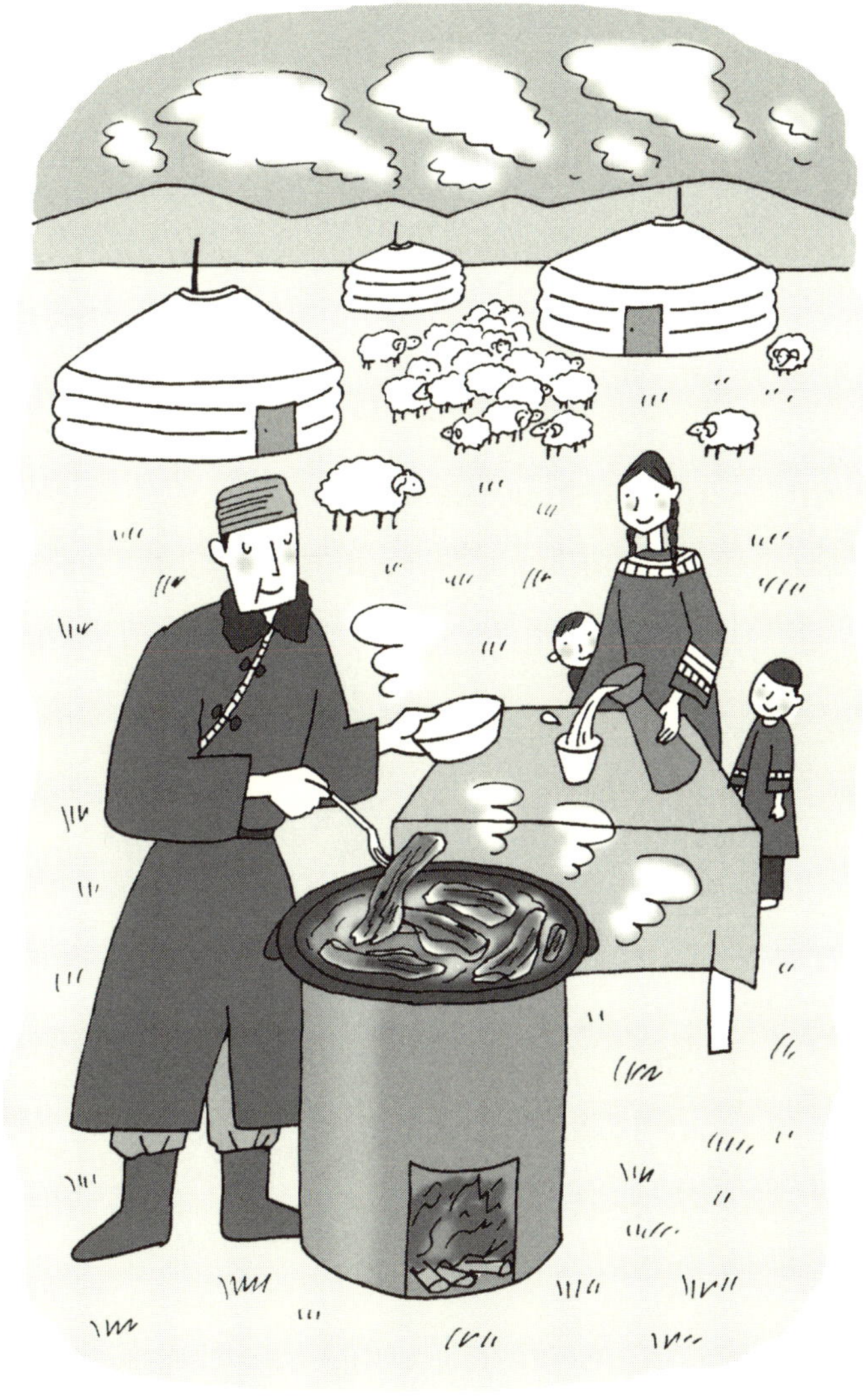

アメリカ人からフランス人を見ると、フランス人は食べることに関して融通がきかず、何処《どこ》にいても毎日決まった時間に食事をすると文句を言います。他方、フランス人からニューヨークの生活を見たときには、誰も昼に帰宅せず食事は働きながら、あるいは事務所や街のカフェテリアで、家畜のように横一列になって食物を一斉にむさぼると記しているそうです。フランス人は家での食事に毎日平均九六分費やすのに、アメリカ人は半分以下の四二分だそうです。

別のアンケート調査では、アメリカ人は食事では栄養が取れれば十分と考え、仕事をしながら、あるいは歩きながらでもハンバーガーとコーヒーで済ます気風があるのに対し、フランス人は食事を家族や人とのコミュニケーションの場と位置づけるため、昼食は自分の家に戻りゆっくり食べるのが良いと言います。

日本でも以前は、朝夕は家族で一緒に食べる家庭が多かったと思います。しかし最近は、親は仕事、子どもは塾通いなどで家族が一緒に食事しない家庭が増えています。毎日の食事をどうとらえ、食べるかは、大げさにいえばそれぞれの国の文化や生活への考え方（また社会的な背景と事情）を表しているといえましょう。

戦後日本の食事情と農業をめぐる変化

話は変わりますが、太平洋戦争で疲弊したわが国では、戦後の民主化の一環として地主が所有していた農地を小作人に分け、自作農の生産意欲向上を図り、また食糧不足から脱却するため農業生産に力を注ぎました。こうして戦後から脱却したといわれた一九六〇年には、農業人口は一、四五四万人と、全就業人口の二七パーセント（二〇〇九年には二九〇万人で、このうち六五歳以上が六一パーセントに変化した）を占め、食料自給率は七九パーセントまで回復したのです。しかし、アメリカによる日本の食糧増産の打ち切り要求を受け、朝鮮戦争後の一九五四年に日米相互防衛援助協定と関連協定の中でアメリカの余剰農産物の日本への輸入とその売却資金による日本の再軍備を取り決め、日本の農政は大きな転機を迎えることになりました。

さらに一九六一年の「農業基本法」から始まった農業構造改善促進対策事業では、機械化による生産性向上を進める中で農耕用の牛馬は姿を消し、コンバインの移動に適した農道の建設や用・排水路整備の公共投資などもあって、農村風景は一変しました。他方で戦後のアメリカの支援による学校給食でのパン食推進の結果もあって、若い年齢層を中心に米の消費は減り、米の生産調整が始められることになりました。

そのため、以前とは逆に減反政策による耕地の用途転換や休耕が進められ、一九六一年に六〇九万ヘクタールあった農地のうち、現在までに二五〇万ヘクタールが耕作放棄されたり、宅地へと転用がされました。さらに追い討ちをかけたのが経済のグローバリゼーション化を背景に、輸出国の強力な後押しを受けた世界貿易機関が推進する貿易自由化です。日本は減反政策が強力に進められただけでなく、耕地が狭く規模拡大へのさまざまな足かせもあり、機械化に多額の費用をかけても大規模化によるメリットの限界があります。また、農業はほかの産業に比べて飛躍的に生産をあげることは困難で、かつ作り過ぎた食糧は国内では売りきろうとしてもさばけないので、外国に売るか飢餓支援に使うかしないとして増産に否定的な傾向が強く、価格下落と売れ残りを避けるためやむなく生産現場での廃棄につながります。

大きくは国の施策の影響があり、結果的にコストとパーフォーマンスの上で外国との競争に勝てず、食料自給率はカロリーベースで四〇パーセントを切るところまできています。最近になって、農林水産省はこれではいけないと、いったん耕作放棄をした農地を飼料用の米作に使うことで、食料自給率向上につなげたいと言い出しています。

私たちの食生活と農業はどうあるべきでしょうか？

そんなわが国ですが、高度に発達した冷蔵・冷凍技術を利用して遠隔地から食料を運ぶことが可能となり、私たちは工業製品や自動車などを輸出して得た収益もあって、金額では世界の約一〇分の一に達するといわれるほどの食料を買い集めています。世界中からあらゆる種類の食料を、価格さえ気にしなければほとんどのものを手に入れ、国内外のグルメを楽しみ、ひもじさを感じず、供給面では不自由なく毎日を過ごせるようになった背景の中で、安全性に対して、これまでになく厳しい目が注がれる方向に向かっているとも考えられます。

もうひとつの要因としては、海外から運ばれてきた食材は、たとえ安全といわれても、どこの誰が、どのようにして作り、どのように運ばれてきたかが必ずしもよくわからないため、不安を招きやすいこともあると思います。日本人はどちらかというと新しがり傾向もありますが、遺伝子操作による品種改良作物や、クローン牛など科学の進歩があり、食のような生命の基礎に関《かか》わるところでは、どうしても保守的指向が先になり、新たな技術への抵抗感が大きいようです。

私たちは気候の温暖な島国にいて、海に囲まれ、適度の降雨により木々が繁茂し多様な生物種が育《はぐく》まれ、古代から海の幸、山の幸に恵まれてきました。もちろん何度かの飢饉《ききん》や台風、火山の爆発や地震による被害もなかったわけではありません。しかし、動植物やカビや酵母に至るまで生育繁殖しやすい環境の中で、木や草の実、魚介類など多様な食材を利用し、永年の経験と工夫から味わい深い酒、味噌《みそ》、漬物、寿司《すし》、納豆、醤油《しょうゆ》などの発酵食品を発明・利用して、見た目や季節の香りを愛《め》でるという点で世界の中でも特徴ある、きわめて繊細・多彩な食文化を作りあげてきました。

私たちの先人は歴史の中で懸命に努力して、日本の風土に合った調理法や食材を工夫してきたはずです。最近は便利さ優先、また、食や楽しみもどちらかといえば金で解決するという功利主義的な傾向が強まっているのは、好ましいことではないと思います。

筆者は一九六二年、大学に進学した年の夏休みに、東北の山間開拓地に奉仕の手伝いに行きました。開拓地では戦争から帰った軍人たちは仕事がないため、当時は米が作れなかった冷涼な山間地を利用して、政府からの借金で始めた畜産をしていました。しかし、戦争のため学校で関連の知識を学ぶ時間がなかったので、飼っている牛が病気になったり死んだりしました。当時の政府は借金を棒引きする代償として、パラグアイへの移民を勧めたそうです。筆者は当時、開拓に関心がありましたが、この話を聞いて開拓がとてもたいへんなことだと考えさせられた次第です。

私たちは、世界のさまざまな人と共存し、国としても協調してゆくことが求められています。その基礎として、自分たちの周りだけ、あるいは現在の姿だけを見て、判断するのではなくて、食ひとつをとっても、ほかの国では何をどのように味わい、生活しているかに関心を持つことが必要でしょう。また、歴史の中で私たちの先人がどんな努力をして、今のわが国の食生活を作ってきたかを学び、目先のことだけでなく、日本の恵まれた環境を生かした食と農業のあり方を考え、話あうことも必要ではないでしょうか？

あとがき

本書の執筆にあたってはLetItBe, Inc.の佐藤達夫《さとうたつお》氏から貴重なご助言の数々をいただきました。また食品総合研究所非常勤の中村由美子《なかむらゆみこ》さんには、多くの図表の下書きを手伝っていただきました。日本生協連出版部の松田千恵さん、清原工さん、また安全政策推進室の鬼武一夫さんには、原稿をまとめるために多大のご配慮をいただき感謝します。親しみやすいイラストを描いてくださったタナカユリさんにもお礼を申し上げます。お許しを得て直接お話を引用した方については本文中にお名前を挙げさせていただきました。

筆者は、この七年間、ユーコープグループが主催するリスクコミュニケーション合同委員会のお手伝いをさせていただいてきました。七年間に毎回数十名の会合出席者の間で活発な討議がされ、いつも同じ参加者とは限りませんが、理解や意欲が着実に高まっているように思われます。筆者にとっては、一般の消費者はこういう疑問や考えを持っているのだと教えられることがしばしばです。これまで生協は、食品の安全について熱心に独自の取り組みを進め、多くの組合員の声を背景に行政に出された要望のいくつかが実現し、成果を挙げてきました。同時に筆者も関《かか》わってきた化学物質の安全や環境問題では、この数十年の国内外の対応に、科学的な研究とそれを踏まえた管理や技術において著しい進展がありました。他方で残念ながら、多くの方がこの科学的な進歩の内容を理解するための教育や、情報提供は必ずしも十分といえない面もありました。

安全において大切なことは、科学的な知識を基礎にして合理的に判断することです。皆さんは、はずれることもあるのを承知で科学的な分析の成果である天気予報を信用し、行動の判断に参考にしていると思います。天気の予測についての昔の常識は参考にはなりますが、正しくないものもあります。常識は書き換えられるものなのです。筆者には、生協が今新たな一歩を踏み出そうとしていると思われ、大げさに言えば生協が変われば日本の消費者全体が大きく成長するきっかけになると期待します。

本書は科学的な知識の詰め込みを避け、ふだんから疑問や不安として挙げられている事柄にわかりやすく答えてゆくというスタイルを工夫しました。「食育」が法制化され現場では栄養士さんが活動されていますが、安全面の知識を必ずしも十分教えられていないため困惑されるとお聞きします。食品安全について必ずしも適切といえない知識が普及させられている中で、新しい正しい知識を理解していただく一助に、本書がお役に立てればと考えます。

筆者は、厚生労働省から研究費の支援を受け、インターネット上で「食の安全ナビ検定クイズ（サイトはhttp://www.ccfhs.or.jp/index.html）」を提供しています。クイズの回答を見て、「あれ！　そうなのか」という方もおられると思います。図書を読むだけでなくクイズに挑戦してみようという消費者、お子さんや、食品関連事業者や行政担当者向けのクイズをそれぞれ用意しています。ぜひチャレンジしてみてください。

また詳しく知りたい方のご参考に、資料や信頼できる情報源、筆者が最近書いた論文のいくつかも参考文献に挙げました。ご関心ある方に読んでお気づきの点をお知らせいただければ幸いです。本文では引用はしませんでしたが、元国立医薬品食品衛生研究所の安全性生物試験研究センター長の林《はやし》裕造《ゆうぞう》氏と、奈良県立医科大学・今村知明《いまむらともあき》教授、同志社大学・中谷内《なかやち》一也《かずや》教授、群馬大学・高橋久仁子《たかはしくにこ》教授、科学ライターの松永和紀《まつながわき》さん、国立医薬品食品研究所・畝山智香子《うねやまちかこ》室長ほかの皆さまのご著書やお話から学んだ点が多くあり、勝手ながらご著書の一部を参考資料に挙げさせていただきました。

今回限られた紙面にできるだけわかりやすく書いたつもりですが、十分書きつくせないテーマが多くあります。フードファディズム、リスクの考え方、食品廃棄の実情と食品安全保障、ハサップ、表示や情報の問題については、現在執筆中の姉妹図書にゆだねたいと思います。科学技術の進歩や、社会の考え方の変化により、今良いと思われていることが将来も同じであるとは限りません。筆者の知識の及ばないところや、記述し足りない点にお気づきでしたらお知らせくださることを歓迎します。

二〇一〇年九月

関澤　純

食の安全ナビ検定クイズに挑戦しよう！

筆者は今、厚生労働省から研究費の支援を受け、インターネット上で「食の安全ナビ検定クイズ」*を提供しています。本を読むだけでなく、クイズにも挑戦してみようという市民、お子さん、食品関連事業者や行政担当者向けのクイズを用意しています。クイズを通して、今までの常識を見直してみるのもよいのではないでしょうか？　以下に2例をあげますが、本書を読んだ方には解答はやさしいでしょう。インターネット上では、他にもクイズがあるので挑戦してください。
＊http://www.ccfhs.or.jp/index.html

テーマ：**食品中の発がん物質編**

質問1　生肉は腐敗しやすいですが、「火を通すと発がん性を示す物質が微量できる」というのは、正しいでしょうか？（A)～(C）から選んでください。解答は次ページにあります。

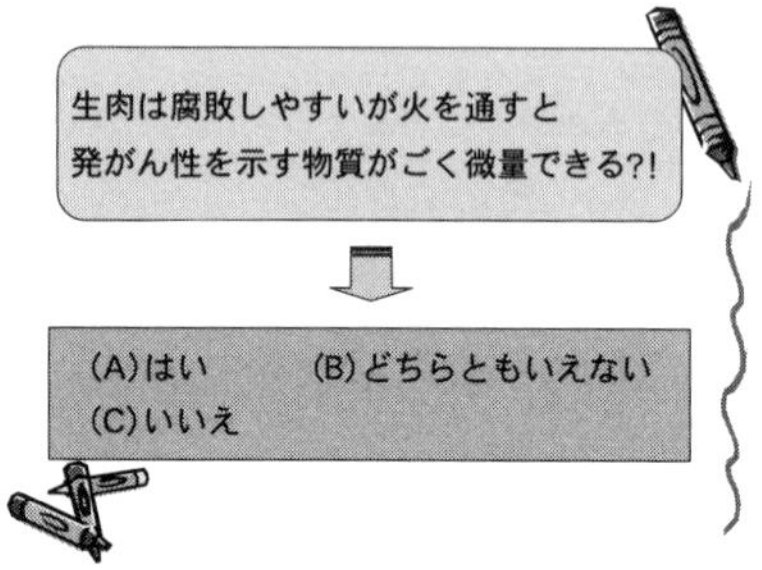

テーマ：**輸入食品の安全編**

質問2　食品中の農薬などの分析にどの位時間がかかると思いますか？（A)～(C）から選んでください。解答は次ページにあります。

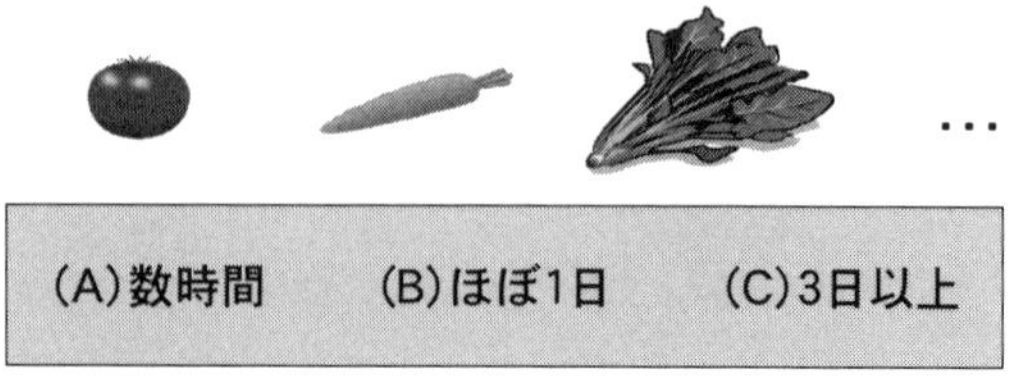

質問1の解答　**答：(A) はい**

詳しくは本文のⅠ-1、Ⅰ-2を参照。以下は解説です。

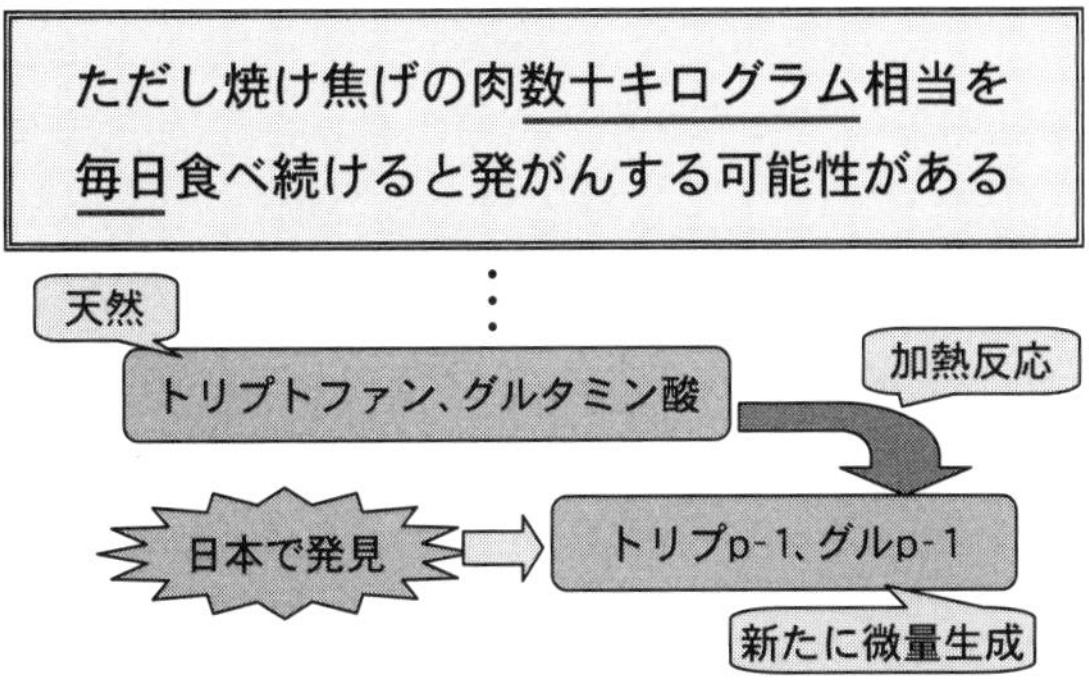

トリプp-1、グルp-1は遺伝子に傷害性を持つ

質問2の解答　**答：(C) 3日以上**

詳しくは本文のⅣ-3を参照。以下は解説です。

農薬の検査はたいへんだ

〜食品は多成分の混合物〜

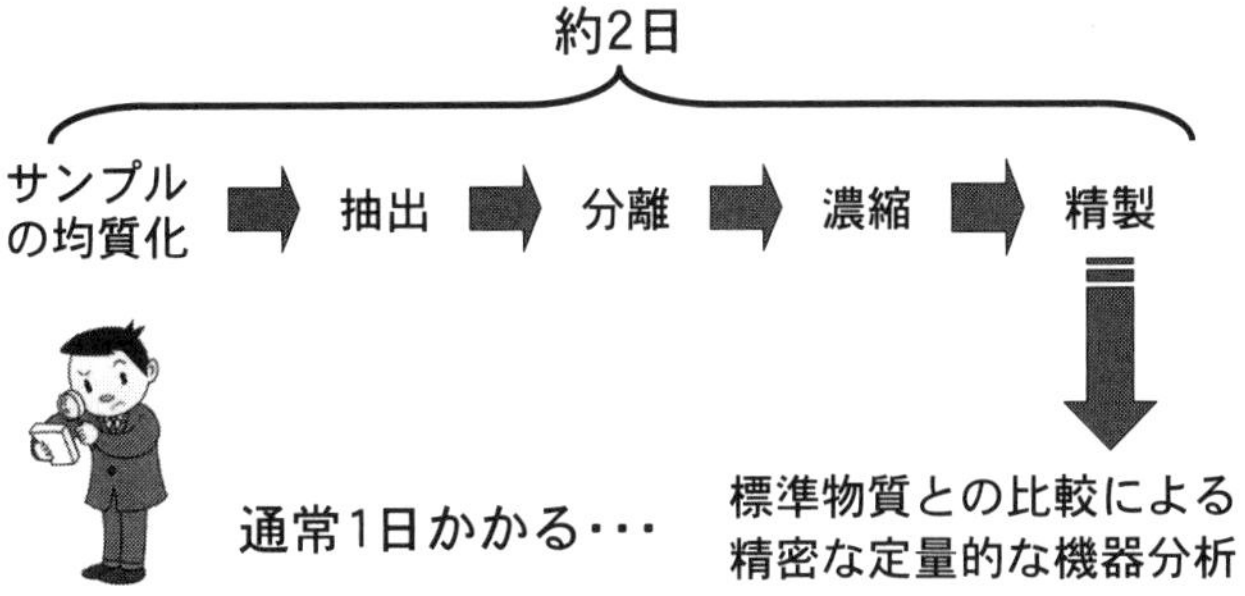

一つの農薬でも3日以上を要する！

用語説明と参照資料

本文中の用語の短い解説は各テーマの末尾に掲載したが、詳しい解説が必要なものをここに集めた〔説明の文中・文末に付された（Ⅰ-1～Ⅳ-4を参照）は、本文中の章と項の番号を示す〕。解説は、厳密さよりもわかりやすさに重点を置いた。さらに詳しい内容を知りたい場合は末尾に参照資料をあげたので、参照されたい。

毒性関係で出てくる用語

ある物質の食品経由摂取による健康影響を知るには、人を対象とする疫学調査や動物試験のデータが用いられる。疫学調査の例として、本書では魚からのメチル水銀摂取の例をとりあげた（Ⅲ-6を参照）。なお農薬登録や食品添加物の認可に際しては、法令で必要な毒性試験の種類が決められている（それぞれⅢ-1、Ⅲ-4を参照）。

○急性毒性

薬物をいくつかの濃度で、動物に1回または短期間投与したときに、2週間くらいまでにみられる急性の影響を調べる。体重減少などの症状や死亡の有無も調べて、毒性の種類と強さ、作用メカニズムを検討する（Ⅰ-1、Ⅲ-2を参照）。

○長期毒性（慢性影響）

動物のほぼ全生涯に近い期間（ラットやマウスで約2年間）にわたり、いくつかの濃度で薬物を投与し続けた時に見られる影響を調べる。この試験から、人が生涯にわたり慢性的に摂取した時に起きる影響の種類、強さや作用メカニズムを検討する（Ⅱ-1、Ⅲ-6を参照）。

○特殊毒性

薬物を動物の妊娠期間中に餌経由で投与したり、皮膚に塗布して、生殖能力や子の発達への影響（Ⅲ-6を参照）や、皮膚刺激性の有無を調べる。他に発がん性（Ⅱ-1を参照）、神経毒性、アレルギー性（Ⅲ-7を参照）、免疫毒性、遺伝子毒性、代謝の異常など、種々の有

害影響の可能性が詳細に検討される。これらは特殊毒性と呼ばれ、急性や慢性毒性以外にそれぞれ特殊な試験条件が決められている。

○半数致死量

50％致死量あるいは、LD50（Lethal Dose 50の略）とも言う。急性毒性試験で、薬物を投与した時、動物のうち50％が死亡すると統計的に推定される投与濃度（Ⅰ-1、Ⅲ-2を参照）。

○無毒性量（NOAEL：No - Observed - Adverse - Effect Level の略）

薬物を投与したグループとしなかったグループを統計学的また生物学的に比べて、急性、長期の毒性、特殊毒性などすべての試験で、毒作用の発生に差が認められない最大の投与量（Ⅰ-1、Ⅲ-1を参照）。

安全性評価関係で出てくる用語

○リスク

ある物質の体内への取り込み量と、影響の現れ方の関係を検討し、科学的に推定した有害な影響が起きる可能性の大きさや深刻さ（Ⅰ-1、Ⅰ-6、Ⅲ-6を参照）。

○不確実性係数（安全係数）

人と動物の間（種差）や、人の間で（個体差）も感受性が異なる。動物試験の結果から人への影響を推定するとき、種差や個体差の幅が不明な場合、種差と個体差でそれぞれ10ずつ安全側に余裕をとり、動物の無影響量の100分の1の値を人の安全量とするが、この時に安全幅としてあてはめる数値（Ⅲ-1を参照）。

○一日許容摂取量（ADI：Acceptable Daily Intakeの略）

無毒性量を不確実性係数で割って得られた量を人の安全量として、一日許容摂取量（ADI）と呼ぶ。ADIは、人が生涯にわたり毎日摂取しても健康上何等の有害な影響を認められない量と考えられる。動物からの体重換算のため、ADIは体重1キログラムあたり一日当たりの摂取量で示す（以下の式およびⅢ-1、Ⅲ-4を参照）。

一日許容摂取量＝無毒性量／不確実性係数

○人の発がん危険性の分類

国際がん研究機関は、物質、ウイルス、太陽光などが、人にがんを起こす可能性を証拠（人での知見、動物試験、関連データ）の確かさを総合して、人への発がん危険性を次のように分類している（Ⅲ-1を参照)。

グループI　：人に対して発がん性をもつ。発がん危険性の十分な証拠がある場合。

グループIIA：人に対して発がんの危険性がある。人では限られた証拠しかないが、実験動物の発がん危険性について十分な証拠がある場合。

グループIIB：人に対して発がん危険の可能性がある。人で発がん危険性の限られた証拠があり、実験動物でも十分な証拠のない場合、または人では不十分な証拠しかない、あるいは証拠はなく、実験動物で十分な証拠がある場合。

グループIII　：人への発がん性について不明。他のグループに分類できない場合。

グループIV　：人への発がん危険性はない。人と動物で発がん危険性がないことを示す証拠がある場合、または人で発がん危険性がないことを示す証拠は不十分だが実験動物で発がん危険性がないことを示す証拠があり、関連データから人へ発がん危険性はないと分類してよい場合。

食品安全関連機関の名前

【海外】

○世界保健機関（WHO：World Health Organization)

1948年に設立された健康と保健に関する国連の専門機関。2010年現在193か国が加盟。科学的な基準を示し健康をまもるための技術的支援や指導を実施（Ｉ-4、Ⅱ-1、Ⅱ-2を参照)。

○国連食糧農業機関

(FAO：Food and Agriculture Organization of the United Nations)

1945年に国連機関として発足。2008年現在189国と欧州連合が加

盟し、健全で活発な生活に十分な量・質の食料の確保を目指し活動（Ⅱ-1を参照）。

○国際食品規格（Codex Alimentarius）

コーデックス。1963年にWHOとFAOが設立。2010年現在、182か国と1加盟国組織（EC）が参加。食品の安全性と国際流通のルール作りと調整を行う。1995年に世界貿易機関が発足後、国際食品規格の決定に強制力を付与（Ⅳ-2を参照）。

○国際化学物質安全性計画

（IPCS：International Programme on Chemical Safety）

WHO、国連環境計画（UNEP）、国際労働機関（ILO）の3つの国連機関の共同事業として1980年に発足。化学物質が人の健康と環境に及ぼす影響を評価し情報提供し、化学物質の安全性評価の方法論も検討（Ⅱ-1、Ⅲ-1、Ⅲ-4を参照）。

○FAO／WHO合同食品添加物専門家委員会

（JECFA：Joint FAO / WHO Expert Committee on Food Additives）

1955年に設立。食品添加物、食品汚染物、動物用医薬品のリスク評価や添加物の成分規格、汚染物の安全性の検討と基準値の設定を行う。安全性評価の原則と方法の確立にも寄与（Ⅱ-1、Ⅲ-4を参照＊1）。

○FAO／WHO合同残留農薬会議

（JMPR：Joint FAO / WHO Meeting on Pesticide Residues）

1963年に設立。残留農薬のリスク評価を行いADIと残留基準を勧告する専門組織。個別農薬のリスク評価と、毒性評価の原則と方法の確立にも寄与（Ⅲ-1を参照）。

○国際がん研究機関

（IARC：International Agency for Research on Cancer）

がんに関するWHOの研究機関で1965年発足。国際的ながん研究の推進と協調、情報提供を実施（Ⅱ-1および「人発がん危険性の分類」の項を参照）。

○欧州食品安全庁（EFSA：European Food Safety Authority）

欧州の各国政府から独立し、リスク評価を担当する機関として

2002年1月設立。個別のリスク評価や全般的な問題、コミュニケーション担当部署がある（Ｉ-6を参照）。

【国内】

○内閣府食品安全委員会

2003年の食品安全基本法制定に際し食品の科学的なリスク評価を担当する専門機関として内閣府に設立。食品安全のリスクコミュニケーションにも力を入れている（Ｉ-6、Ⅲ-5、Ⅲ-6を参照）。

○国立医薬品食品衛生研究所

厚生労働省の研究機関として130年以上の歴史を持ち、医薬品、食品、生活環境中の化学物質の種々の毒性試験を行い、安全性と有効性を評価し、公定の試験法確立も担当（Ⅱ-2、Ⅲ-1、Ⅲ-4、Ⅲ-5を参照）。

○国立健康・栄養研究所

80年以上の歴史を持つ健康と栄養の国立研究機関だが2001年に独立行政法人化された。健康食品に関する情報提供も実施（Ｉ-3、Ｉ-6を参照）。

○食品総合研究所

食品の分析や流通・加工技術開発の基盤研究を担当する独立行政法人農業・食品産業技術総合研究機構に所属する研究機関（Ⅱ-2を参照）。

○日本食品衛生協会

1947年の食品衛生法制定時に食品関係業者が行政に協力し、自主衛生管理を進める目的で翌年設立。全国に支部や支所があり現場の衛生指導を実施（Ⅳ-2を参照）。

○国民生活センター

全国の消費生活センター窓口から消費生活全般の苦情や相談を聞き、商品テストを行い情報を提供。2003年に独立行政法人化されたが消費者庁の柱となる実際活動を担当（Ⅱ-5を参照）。

法令

○食品安全基本法

2003年5月制定。科学的なリスク評価を担当する食品安全委員会を設置、関係者の責務と役割の明確化、リスクコミュニケーション促進などを定めた（Ⅳ-2を参照）。

○食品衛生法

食品安全基本法制定に伴い改正し、国民の健康保護を最重要とし、規制の後追いをなくすため農薬のポジティブリスト制を制定（Ⅲ-7、Ⅳ-2を参照）。

○健康増進法

栄養改善法に代わり現代病予防のため2002年に制定。健康維持を国民の義務とし自治体や医療機関に協力義務を課し受動喫煙防止を制定（Ⅱ-6を参照）。

○毒物劇物取締法

急性毒性や刺激性を参考にして保健衛生上の見地から毒物および劇物について、販売や保管について必要な規則を実施（Ⅲ-2を参照）。

○農薬取締法

農業生産の安定と国民の健康保護、生活環境の保全が目的。無登録農薬使用の発覚より、2003年に農薬の販売規制から、製造・輸入・使用も規制に改正（Ⅲ-2を参照）。

○製造物責任法

製造物の欠陥により損害が生じた場合に、被害者によるメーカーの過失立証負担を軽減し製造業者などの損害賠償の責任を定め、1995年に施行（Ⅱ-4を参照）。

制度など

○国民健康・栄養調査

2003年健康増進法施行以来、食生活改善と栄養に加え、運動、休養、喫煙など生活習慣全般を調査。毎年の食品の摂取量調査は、国民

の食生活変化を知る基礎データとして、食品ごとの残留農薬基準設定にも利用（Ⅰ-4、Ⅱ-8、Ⅲ-7を参照）。

○食品摂取量

国民健康・栄養調査では全国300地区6,000世帯（約20,000名）を対象に毎年11月に19の食品群について摂取量を記録してもらい、その結果を年齢、性別、地域別などに集計し公表している（Ⅲ—7を参照）。

○食品添加物の摂取量調査

国立医薬品食品衛生研究所は都道府県衛生研究所の協力で、市販食品中の200以上の品目の食品添加物の含量を分析し、年齢層ごとの食品摂取量データから食品添加物の一日総摂取量を推計し公表（Ⅲ-4を参照）。

○死因統計

厚生労働省は死亡原因を調査した結果を分析、毎年公表し疾病予防対策などに利用している（Ⅱ-1を参照）。

○食品衛生監視指導計画、輸入食品監視指導計画

2003年の食品衛生法改正で、国は輸入食品の監視について国民の、地方自治体は住民の意見を聞き、年度ごとにそれぞれ輸入食品監視指導計画、食品衛生監視指導計画を公表、実施結果を報告（Ⅳ-3を参照）。

○HACCP（ハサップ）：危害分析重要管理点

1960年代にアメリカで宇宙食の微生物学的な安全確保を目的として開発された食品衛生管理システムで、きわめて高いレベルの安全性を要求（Ⅳ-2を参照）。

○栄養情報担当者

NR（Nutrient Representative）とも呼ばれ、健康食品の正確な知識と情報を提供する資格として、国立健康・栄養研究所が開始（Ⅰ-6を参照）。

○中毒110番

日本中毒情報センターが市民と医師向けに化学物質（タバコ、家庭

用品)、医薬品、動植物の毒による急性中毒事故が発生に際し下記電話により情報提供（Ⅱ-5を参照)。

大阪072-727-2499　365日24時間

つくば029-852-9999　365日　9時～21時

○がんの発症3段階説

(Ⅱ-1を参照)

○日和見感染

(Ⅱ-6を参照)

○食中毒予防3原則

(Ⅱ-6を参照)

○健康食品と保健機能食品

(Ⅰ-6を参照)

○食品衛生監視員

(Ⅳ-2を参照)

その他

○生体の恒常性維持機能（ホメオスタシスともいう）

生体内部や外部環境の変化に対し体温や血圧などの生体の状態を一定に保ち健康に生存する性質で、病原微生物やウイルスなど異物の排除、傷の修復も含む（Ⅱ-4を参照)。

○免疫機構：免疫寛容

免疫は自己と非自己を区別して、外界からの異物の体内への侵入に対して防御する性質だが、食品は異物として認識せず攻撃排除しないことを免疫寛容という。この性質が適切に機能しないと食品アレルギー症状を示す（Ⅲ-7を参照)。

○半減期

体内に摂取した物質が代謝や分解により変化して、元の量の半分になるまでの時間を半減期という（Ⅲ-6を参照)。

○幾何平均

通常は代表値として、サンプルの値を足し合わせサンプル数で割り

平均とするが、環境サンプルのようにたまに大きい値をとるサンプルではサンプル値の対数をサンプル数で割った値を用い、この値を幾何平均と言う（Ⅲ-6を参照）。

○ポジティブリスト制

2003年の食品衛生法改正のひとつである農薬や動物用医薬品などに残留基準を設定し、基準以上含む食品の流通を原則禁止する制度で2006年5月29日に施行。国際的に参考となる基準がなく、科学的データが不十分な場合は一律基準の0.01ppmを適用（Ⅲ-1を参照）。

○マイナー作物

国民1人当たり1日に食べる食品としての割合は1％以下だが特定地域で重要な作物の場合もある。農薬メーカーは大きな販売量が見込めず農薬使用対象にしないため使用可能な農薬が少なく、近隣で他の作物に使用された農薬が飛んできてわずか付着しても、非常に厳しい一律基準の違反とされ、回収・廃棄の対象となる（Ⅲ-1を参照）。

○ppm

（Ⅲ-1、Ⅲ-6、Ⅲ-7を参照）

○マイクログラム

（Ⅲ-6を参照）

○メタボリックシンドローム

（Ⅱ-8を参照）

○BMI

（Ⅱ-7を参照）

参照資料（他にも多数あるが、最近の主なものをあげた）—

1） 林 裕造、小島康平、竹中祐典、関澤 純監訳『食品添加物の安全性評価の原則』薬事日報社、1989）

2） 関澤 純編著『農薬の安全性評価データ集』(LIC、1991）

3） 池田正之、川島邦夫、関澤 純、高仲正、林 裕造、藤森観之助監訳『食品中の残留農薬における毒性評の原則』（日本食品衛生協会、1998）

4）関澤 純、大屋幸江「植物エストロゲン物質の日本人の健康への定量的リスク・ベネフィット解析」『日本リスク研究学会誌』11 (1) 75-82 (1999)
5）関澤 純、花井荘輔、毛利哲夫監訳『化学物質の健康リスク評価』(丸善、2001)
6）西島基弘『安心して食べたい！』(実業之日本社、2004)
7）高橋久仁子『フードファディズム』(中央法規出版、2007)
8）内藤裕史『健康食品・中毒百科』(丸善、2007)
9）関澤 純『食品安全と表示、5訂増補「食品成分表」2009』(女子栄養大学出版部、2008)
10）関澤 純「リスクコミュニケーションの検証と展望」『食品衛生研究』58 (11) 7-15 (2008)
11）関澤 純、田中麻理、上野伸子「食品安全の効果的なリスクコミュニケーションに向けた質問回答サービス」『日本リスク研究　学会誌』18 (1) 105-112 (2008)
12）日本リスク研究学会編『リスク学用語小辞典』(丸善、2008)
13）今村知明『食品の安全とはなにか』(日本生活協同組合連合会、2009)
14）畝山智香子『ほんとうの「食の安全」を考える』(化学同人、2009)
15）関澤 純「食の安全と安心のギャップにどう折り合いをつけるか」『FFIジャーナル』214 (4) 467-470 (2009)
16）関澤 純「食品安全の新たなガバナンスのあり方を探る」『日本リスク研究学会誌』19 (3) 1-2 (2009)
17）関澤 純「食品におけるリスクを考える━安全と安心のギャップはなぜ起きる」『環境技術』38 (8) 17-23 (2009)
18）関澤 純「食品のリスク評価と安全への信頼」『日本リスク研究学会誌』19 (1) 21-24 (2009)
19）関澤 純『食品安全のリスクアナリシス　健康・栄養食品アドバイザリースタッフ・テキストブック第7版』(第一出版、2010)

20) 関澤 純「食品中化学物質のリスク評価とリスクコミュニケーション」『環境情報科学』39 (2) 41-46 (2010)
21) 松永和紀『食の安全と環境』(日本評論社、2010)

さくいん

こ

さ

し

せ

そ

た

ち

て

と

に

の

は

著者略歴　関澤 純（せきざわ じゅん）
NPO法人 食品保健科学情報交流協議会理事長。1971年、東京大学農学系大学院博士課程修了・農学博士。東京都公害研究所、ニューヨーク州立大学、香料会社研究所、国立医薬品食品衛生研究所、徳島大学総合科学部教授を経て、2009年4月から独立行政法人 農研機構・食品総合研究所特別研究員。2003〜2009年、内閣府食品安全委員会リスクコミュニケーション専門調査会座長、現環境省中央環境審議会環境保健部会化学物質評価専門委員など。日本リスク研究学会第9期会長、現理事。国立医薬品食品衛生研究所在職時は20年以上、わが国の専門家としてWHO（世界保健機関）の化学物質による健康と環境への安全性評価の業務を担当。20冊以上の英文図書や「残留農薬の毒性評価」や「食品添加物の安全性評価の原則」などの訳書を出版。専門は、食品・化学物質・環境分野のリスク評価とリスクコミュニケーション。
著書および編著に『化学物質の健康リスク評価』（丸善、2001年）、『リスク学用語小辞典』（編著、2008年）、『食品安全と表示 5訂増補「食品成分表」2009年』（女子栄養大学出版部、2008年）、『食品安全のリスクアナリシス 健康・栄養食品アドバイザリースタッフ・テキストブック 第7版』（第一出版、2010年）など多数。

これ、食べたらからだにいいの？
食と健康——「安全」と「安心」のギャップをうめる

［発行日］2010年10月29日　初版1刷
［検印廃止］
［著　者］関澤　純
［発行者］芳賀唯史
［発行元］日本生活協同組合連合会出版部
〒150-8913　東京都渋谷区渋谷3-29-8　コーププラザ
TEL 03-5778-8183
［発売元］コープ出版（株）
〒150-8913　東京都渋谷区渋谷3-29-8　コーププラザ
TEL 03-5778-8050
www.coop-book.jp
［制　作］OVERALL
［印　刷］日経印刷

Printed in Japan

ISBN978-4-87332-304-6